CÓMO RESPIRAR

Oxígeno

Todo lo necesita: huesos, músculos,
incluso el alma mientras permanece en este mundo.
Esta misericordiosa y ruidosa máquina

trabaja en nuestra casa sin parar, con su ruido susurrante.
Lo oigo cuando me agacho frente al hogar
para avivar el fuego y muevo los troncos

con un atizador de hierro.
Tú, en el piso de arriba te apoyas
como de costumbre

en tu hombro derecho,
siempre dolorido. Respiras
con paciencia; es un

hermoso sonido, es
tu vida, que me resulta tan cercana
a la mía que no sabría

dónde clavar el cuchillo
de la separación. ¿Y esto qué tiene que ver
con el amor?

Todo. El fuego se aviva y brotan
rosas rojas de fuego que cantan
un instante y

se quedan en silencio, tal vez agradecidas.
El fuego se alimenta, como todos nosotros, del mismo
regalo invisible. Nuestra necesidad más pura y valiosa: el aire.

Mary Oliver

CÓMO **RESPIRAR**

Mejora tu respiración para la salud,
la felicidad y el bienestar

RICHARD BRENNAN

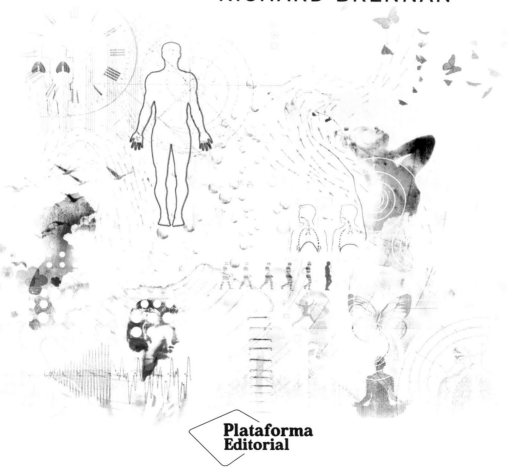

Plataforma
Editorial

Para todos mis pupilos, estudiantes y colegas, tanto los del pasado como los del presente, quienes me han enseñado tanto a lo largo de los años. Gracias a todos.

Título original: *How to Breathe. Improve your Breathing for Health, Happiness and Well-being,* originalmente publicado en inglés, en 2017, en Gran Bretaña, *by Connections Book Publishing, an imprint of Eddison Books Limited, Londres*

Primera edición en esta colección: septiembre de 2017
Text copyright © Richard Brennan 2017
Illustrations copyright © Nanette Hoogslag/Debut Art
This edition copyright © Eddison Books Limited 2017
© de la traducción, Isabel de Miquel, 2017
© de la presente edición: Plataforma Editorial, 2017

Plataforma Editorial
c/ Muntaner, 269, entlo. 1ª – 08021 Barcelona
Tel.: (+34) 93 494 79 99 – Fax: (+34) 93 419 23 14
www.plataformaeditorial.com
info@plataformaeditorial.com
Depósito legal: B 10.091-2017
ISBN: 978-84-17002-77-0
IBIC: VS
Printed in China – Impreso en China

Realización de cubierta y fotocomposición:
Grafime

El papel que se ha utilizado para imprimir este libro proviene
de explotaciones forestales controladas, donde se respetan
los valores ecológicos, sociales y el desarrollo sostenible del bosque.

Índice

Introducción 6

CAPÍTULO UNO
La importancia de respirar 9

CAPÍTULO DOS
Cómo funciona la respiración 19

CAPÍTULO TRES
El hombre que respira 37

CAPÍTULO CUATRO
Costumbres e ideas erróneas 47

CAPÍTULO CINCO
Problemas respiratorios 65

CAPÍTULO SEIS
Entender los principios de la respiración natural 79

CAPÍTULO SIETE
Primeros pasos para mejorar tu respiración 89

CAPÍTULO OCHO
La voz y la respiración 103

CAPÍTULO NUEVE
Respiración en acción 117

CAPÍTULO DIEZ
Mejor postura, salud y bienestar 129

Recursos ... 140   Índice ... 142   Agradecimientos ... 144

INTRODUCCIÓN

Cuando le anuncié a mi hija mayor que estaba escribiendo un libro sobre respiración, me respondió: «¡Qué interesante! Página 1: inspire. Página 2: espire. Página 3: inspire de nuevo. Página 4: espire otra vez. Página 5: repita lo anterior…». Es posible que muchos consideren que la respiración se reduce a inhalar y exhalar aire, pero en realidad es mucho más.

La respiración es el poder que te da la vida de forma continuada. El aire entra y sale suavemente de tu cuerpo desde el momento en que naces hasta el día de tu muerte. Cuando naciste, la mayor preocupación de doctores, enfermeras y comadronas —y en especial de tus padres— era comprobar si respirabas. Si no hubieras respirado, imagínate cómo habría sufrido tu familia, cómo habría cambiado su historia. ¡Habrían vivido una existencia totalmente distinta! Y si en algún momento de tu vida hubieras dejado de respirar, habrías dejado atrás todo lo que amas, todo lo que te gusta. Recuerda la última vez que te atragantaste con algo o que bebiste por el lado equivocado. Da igual dónde estuvieras o con quién: lo único que querías era tomar una bocanada de aire, volver a respirar. Pero salvo en esos casos de emergencia, lo cierto es que respiramos sin darnos cuenta y sin concederle importancia.

Thich Nhat Hanh dijo estas palabras: «La respiración es el puente que conecta la vida a la conciencia, que une el cuerpo a los pensamientos». Si eres consciente de ello y mejoras tu forma de respirar, te elevarás por encima de tu existencia mundana y te convertirás en una persona más consciente. Esto, por sí mismo, concede más sentido a tu existencia. Cuando tu vida tiene sentido, la vives de forma más agradable y armoniosa, y de ello se benefician las personas a tu alrededor. Al respirar de forma más consciente tomas el control de tu existencia.

Podríamos decir que este libro nació hace más de cuarenta años, cuando yo estaba en la universidad y comprendí que mi ilusión de convertirme en doctor no se cumpliría, ya que suspendía un examen tras otro. De modo que empecé a buscar otros estudios que tuvieran sentido para mí. En 1972, esta búsqueda me llevó a la ciudad de Haridwar, en la India, donde fui a escuchar a un joven maestro, Prem Pal Rawat, que ya a los catorce años pronunciaba sabias palabras sobre el incalculable valor de la fuerza vital que había en la respiración. Quedé tan impresionado por la profundidad de su mensaje que me quedé a meditar con él. Así empecé a ser consciente del valor de cada inhalación, de cada exhalación. En una de sus primeras charlas, Prem Pal Rawat contó que venía de acompañar a un amigo gravemente enfermo. Antes de exhalar su último aliento, el hombre dijo con voz débil: «No me había dado cuenta de lo importante y poderosa que es cada inhalación». Me recordó un verso de la canción «Big Yellow Taxi», de Joni Mitchell, que reza lo siguiente: «No te das cuenta de lo que tienes hasta que se ha ido». Pero no es preciso que esperes a exhalar el último suspiro para apreciar el don de respirar.

Años más tarde, tras explorar las diversas técnicas de respiración que enseñan el *hatha* yoga, el *rebirthing* y otras disciplinas similares, sentí que me alejaba cada vez más de la forma natural de respirar. En 1984 descubrí la Técnica Alexander, que me enseñó a relajar la tensión muscular inconsciente y cambió radicalmente mis ideas sobre respiración. Comprendí qué era lo que me impedía respirar de una forma natural. En el verano de 2011, durante un congreso internacional de Técnica Alexander en Lugano, Italia, asistí a la charla de Jessica Wolf, una profesora de Técnica Alexander especializada en respiración. Sus palabras me ayudaron a tomar conciencia de mi forma de respirar. Me impresionó tanto lo que aprendí con Jessica que le ayudé a organizar dos cursos en Irlanda sobre el «Arte de Respirar», a los que también asistí como alumno. A lo largo de estos cursos, en 2014, tuvimos muchas conversaciones interesantes sobre los distintos aspectos de la respiración, y de ahí surgió la idea de escribir sobre cómo respirar mejor: este libro.

He escrito *Cómo respirar* para ayudarte, lector, de una forma práctica; para que mejores tu forma de respirar. Esto, a su vez, te ayudará a vivir mejor. Sacarás mayor partido al libro si intentas hacer cada ejercicio en el momento en que llegas a él; te ruego que no te lo saltes pensando que ya lo harás más tarde. Son ejercicios pensados para que entiendas tu forma de respirar y la influencia de cada pequeño gesto.

Espero sinceramente que este libro te sea útil, y que esta información insufle en tu existencia salud y vitalidad.

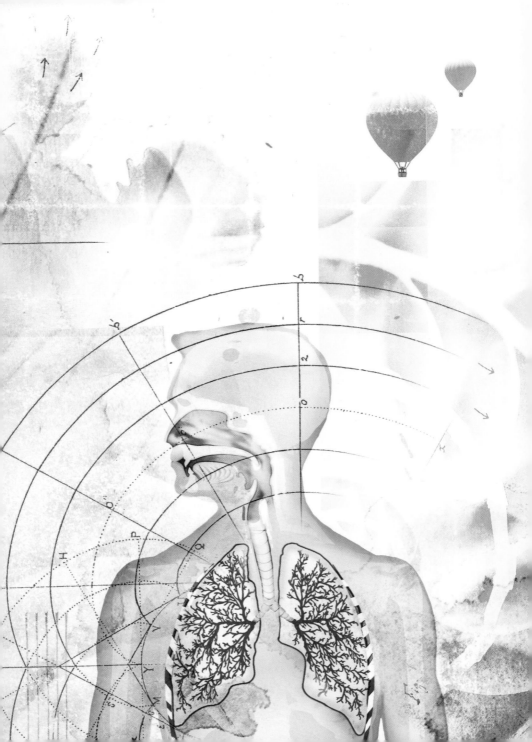

CAPÍTULO UNO

La importancia de respirar

··

*Tu respiración debería fluir con elegancia,
como las aguas del río, como una serpiente
que cruza el agua, y no como una cadena
de abruptas montañas, ni como el galope
de un caballo.*

*Controlar tu respiración es controlar
tu cuerpo y tu mente.*

*Siempre que te sientas sumido en la dispersión
y te resulte difícil recuperar el control,
recurre al sistema de observar tu respiración.*

Thich Nhat Hanh

Tu poder interno

La respiración permite que el aire entre y salga suavemente de tu cuerpo a lo largo de toda tu vida; de hecho, la respiración te da la vida. Su presencia es constante: está contigo tanto en los momentos felices como en los más desgraciados. La respiración nos une a todos, es lo que da impulso a cuanto hacemos y experimentamos.

Todos sabemos que la respiración es esencial para la vida, pero ¿te has parado a considerar lo valiosa que es cada inhalación? No valoras la respiración, no eres consciente de que tu forma de respirar influye en tu estado de salud y en tu lucidez mental. De igual manera, unos malos hábitos respiratorios pueden influir negativamente en la salud y la calidad de vida. Aunque la respiración es por naturaleza involuntaria, puedes influir en ella de forma consciente. Por decirlo llanamente, el acto de respirar es el más importante porque, si no respiras, no podrás pronunciar una sola palabra ni llevar a cabo cualquiera de las muchas acciones que realizas a diario. Tu fuerza vital te lleva a tomar aire de forma automática, sin esfuerzo consciente por tu parte; ni siquiera tienes que acordarte de respirar. San Agustín dijo que viajamos para maravillarnos de la altura de las montañas, las olas de los mares, el largo curso de los ríos, el vasto ritmo de los océanos y los movimientos circulares de los planetas, pero que casi nunca nos maravillamos ante nosotros mismos. Y esto es especialmente cierto en lo que se refiere a la respiración.

«¿Te has parado a considerar
lo valiosa que es cada inhalación?»

Postura y respiración

La respiración eficaz es inseparable de una buena postura y una utilización adecuada del cuerpo. Lamentablemente, muchas veces obstaculizas la respiración sin darte cuenta. Una mala postura y una mala utilización del cuerpo pueden tensar en exceso los músculos que rodean la caja torácica, así como los conductos por los que pasa el aire –la nariz, la boca y la garganta–, y esto afecta a tu bienestar. La tensión muscular puede producir un desmoronamiento o caída general del cuerpo, lo que reduce radicalmente tu capacidad pulmonar. Esto se traduce en una respiración superficial, muy perjudicial. Por otro lado, si te sientas y te levantas encogiendo el pecho y tensionando las lumbares para erguir la espalda, al estilo de las bailarinas y los militares, también dificultas la respiración, y tendrás que hacer esfuerzos extra para llenar los pulmones. Es decir, que puedes convertir el mero acto de respirar en un trabajo dificultoso. Sin embargo, en general no te das cuenta de este esfuerzo, porque te has acostumbrado a respirar así. Después de todo, seguramente llevas años o incluso décadas respirando así, y te parece lo más normal del mundo. La mayoría de nosotros solamente nos damos cuenta de los efectos negativos de los malos hábitos respiratorios cuando hacemos un esfuerzo físico especial, como correr detrás del autobús o subir deprisa unas escaleras.

Cómo se adquieren malos hábitos respiratorios

Aunque hay casos en que las interferencias en el sistema de respiración tienen su origen en un nacimiento difícil o en una infección pulmonar durante la primera infancia, lo habitual es que hayas adquirido malos hábitos respiratorios en la escuela, ante el pupitre. Durante tus años de crecimiento pasas así miles de horas, y con esta mala postura desarrollas unas pautas de respiración muy pobres.

En tus primeros años de vida puedes expresar libremente lo que sientes cuando te caes y te haces daño, o cuando algo te encanta. Sin embargo, en la escuela recibes un claro mensaje de que no está bien llorar ni reír en clase, y suprimes tus sentimientos. De esta forma empiezas a contener la respiración, lo que dificulta tu forma natural de respirar y tu expresión emocional. Aprendes a contener la respiración en muchas situaciones, y esto incide negativamente en tu higiene postural, tu fluidez de movimientos y tu expresión emocional.

EJERCICIO 1

Detén un instante la lectura de estas líneas y observa tu respiración. No la modifiques, limítate a observar el patrón y el ritmo de tu respiración. Hazte las siguientes preguntas:

- *¿A qué velocidad respiro?*
- *¿Es mi respiración profunda o superficial?*
- *¿Respiro de forma regular o errática?*
- *¿Son mis respiraciones cortas o largas?*
- *¿En qué parte del cuerpo noto más la respiración?*
  ¿En la parte superior del pecho, el costado, las costillas, el abdomen... o en otro sitio?

No intentes modificar nada. Basta con prestar atención para que tu respiración mejore. Repite este ejercicio varias veces al día y empezarás a ser consciente de tu forma personal de respirar.

«En este mundo tan frenético, las personas no se conceden tiempo para respirar con naturalidad.»

El estrés y la respiración

Probablemente habías notado que la respiración se agita cuando estamos alterados o nerviosos. Pero ¿te has preguntado si respirar de forma rápida o superficial puede intensificar o incluso provocar la ansiedad, la preocupación, los ataques de pánico, la depresión? A veces resulta difícil distinguir la causa del efecto. Como tu vida emocional, física y mental está intrínsecamente ligada a la respiración, has de considerar todas esas cosas juntas.

Los periodos largos de estrés, ya sea emocional, físico o mental, afectan negativamente al sistema respiratorio, porque el estrés te lleva a dejar de respirar unos instantes y, por lo tanto, a interrumpir el movimiento respiratorio natural. Al contener la respiración acumulas dióxido de carbono, perjudicial para el sistema nervioso. Además, respirar de cierta manera puede activar estados emocionales y provocar incomodidad física, un auténtico círculo vicioso.

Sin tiempo para respirar

Muchas de las personas que vienen a verme para solucionar un problema de cuello o de espalda respiran demasiado rápido o de forma errática. Normalmente no son conscientes de ello y no se quejan de problemas respiratorios. En este mundo tan frenético, las personas no se conceden tiempo para respirar con naturalidad, y a veces incluso intentan hablar mientras contienen la respiración o mientras inhalan. Esto te demuestra hasta qué punto se ha acelerado la existencia. El exceso de estímulos provoca tensiones musculares que dificultan la respiración, así que adoptas malos hábitos respiratorios que reducen tu bienestar físico y mental, y a la larga te perjudican. La respiración superficial puede llegar a provocar un ritmo cardiaco acelerado. Hay que tener en cuenta que un bloqueo del sistema respiratorio acaba por afectar a todos los sistemas corporales, porque no estamos hechos de piezas independientes, somos seres integrales y nuestros sistemas están relacionados entre sí.

Mantén la calma y respira

No cabe duda de que una buena respiración es esencial para todos los que hablan y trabajan de cara al público. Es frecuente que actores, músicos y presentadores padezcan tensiones nerviosas que les dificultan respirar. Aprender a respirar de forma natural les permite contrarrestar los efectos del estrés y la ansiedad; así pueden conservar la calma y el autocontrol incluso en momentos de gran tensión.

Si tu forma de respirar afecta a tu estado de ánimo, es importante que sepas exactamente qué haces cuando respiras. La clave para respirar bien está en una exhalación lenta y pausada que te lleve a una inhalación completa. Normalmente te aconsejan que respires hondo para calmarte, pero no puedes inspirar con los pulmones llenos de aire…, lo primero es exhalar. Al exhalar sacas el aire viciado (dióxido de carbono), que es tóxico. Has de vaciar bien los pulmones para poder hacer una inhalación completa, que será automática y fluida, sin esfuerzo. Al tomar conciencia de la respiración detectarás cualquier hábito que obstaculice este proceso delicado y milagroso. Con los ejercicios de toma de conciencia que explico en este libro reaprenderás tu ritmo natural de respiración y mejorarás significativamente tu forma de pensar, sentir y actuar en el día a día.

Ejercicios de respiración: los efectos

Tanto los entrenadores de voz como los instructores de gimnasia suelen indicar a sus alumnos que hagan inspiraciones profundas para que su sistema respiratorio funcione a pleno rendimiento. Aunque lo hacen con buena intención, así solo consiguen agravar los problemas. Para aumentar tu capacidad pulmonar, te dicen, tienes que «empujar» el aire hacia dentro o hacia fuera, pero así tensas unos músculos que ya están demasiado tensos. Casi todos los ejercicios respiratorios se centran en la inhalación: te indican que inspires profundamente, o que inhales hacia determinada parte de tu cuerpo, pero esto altera la coordinación natural de la respiración. Forzar la entrada o la salida del aire de los pulmones te lleva a arquear demasiado la espalda y a levantar el pecho, con lo que tensas los músculos y perpetúas los malos hábitos respiratorios.

La Técnica Alexander

La respiración natural que explico en este libro se basa en los principios de la Técnica Alexander, de naturaleza fundamentalmente preventiva. Dicho en pocas palabras: al abandonar tus hábitos perjudiciales de respiración, adoptas de forma natural un modelo más saludable. Cuando apliques los principios de la Técnica Alexander te darás cuenta de que consisten más en desaprender malos hábitos que en practicar determinados ejercicios.

El doctor Wilfred Barlow, profesor de Técnica Alexander, así como un respetado reumatólogo en el Servicio Nacional de Salud del Reino Unido, estaba convencido de que los enfermos de asma necesitaban «educación respiratoria» más que una serie de ejercicios. En su libro *The Alexander Principle* dice lo siguiente (NOTA: el «uso»-explicación es la forma en que una persona utiliza su cuerpo y su mente mientras desarrolla la actividad):

«Por poner un ejemplo sencillo, está aumentando el número de muertes por asma, pese a los nuevos medicamentos capaces de detener un ataque agudo. No basta con culpar al estrés, ni a los ácaros o al uso excesivo de los esteroides y los inhaladores, que proporcionan un alivio momentáneo. Algo falla y, como es habitual, lo que pasamos por alto es la explicación del "uso"-explicación. Hay que enseñarle al asmático cómo dejar de respirar mal. Claro que los fisioterapeutas enseñan ejercicios respiratorios para esto (el asma) y otras enfermedades, pero lo cierto es que estos ejercicios no ayudan mucho al asmático. De hecho, según estudios recientes, la mayoría de las personas respiran de forma menos eficiente tras seguir un curso de "ejercicios respiratorios".»

La respiración natural

Al contrario de lo que suele creerse, lo que determina la forma de respirar no es tanto la inhalación como la exhalación. Ya he dicho que la clave de la respiración natural es expulsar todo el aire de forma suave y relajada, porque es lo que te lleva a una inhalación completa y espontánea. En condiciones normales de salud, el sistema respiratorio funciona solo, y a esto nos referimos cuando decimos que es «autónomo». Cuanto más dióxido de carbono expulsas de los pulmones, más espacio dejas para el aire que entra, un aire rico en el oxígeno que tus células necesitan para funcionar bien. Un nivel más alto de oxígeno no solo tiene un efecto curativo en todo el cuerpo, también aleja la posibilidad de contraer enfermedades. Este libro te indica los pasos que debes seguir para deshacerte de los viejos hábitos de respiración (normalmente demasiado rápida y superficial). A partir de aquí podrás empezar a respirar lenta y profundamente, y de una forma más cómoda, natural y saludable.

Ten en cuenta que para llegar a la respiración natural no es preciso que cambies tu forma de respirar. Solo tienes que dejar de interferir en tu ritmo natural de respiración. De hecho, cuanto menos hagas, mejor funcionará tu sistema respiratorio. Lo primero que debes hacer es ser consciente de la forma en que exhalas. Comprobarás que inhalar y exhalar de forma suave y reposada es mucho mejor que esforzarse por meter y sacar el aire de los pulmones. A lo largo de este libro encontrarás ejercicios para mejorar tu conciencia respiratoria. Estos ejercicios te ayudarán a adoptar nuevos hábitos que te harán sentir más vivo en tu vida cotidiana. Y si en algún momento te sorprendes conteniendo el aliento o haciendo una brusca inhalación, deja salir el aire suavemente de tus pulmones y vuelve a respirar con naturalidad.

«No es preciso que cambies deliberadamente
tu forma de respirar.»

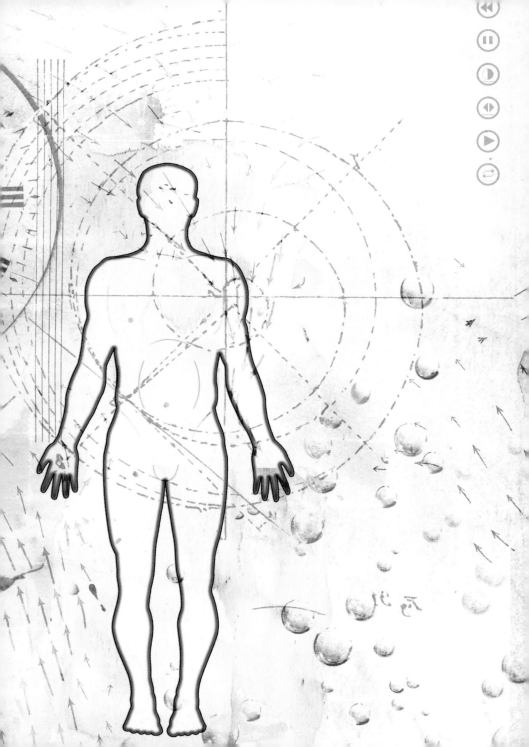

CAPÍTULO DOS

Cómo funciona la respiración

....

*Con el método adecuado de respiración
podemos aumentar de forma considerable
la movilidad del pecho en cuestión
de semanas. Y en este mismo proceso
habremos limpiado, purificado
y fortalecido los pulmones.*

F. Matthias Alexander

Oxígeno

La respiración es una función indispensable porque envía oxígeno a todas las células del cuerpo. Las células necesitan oxígeno para transformar en combustible la energía contenida en los alimentos. Este proceso se denomina *respiración celular* y permite que las células empleen esa energía en llevar a cabo funciones vitales como el movimiento de los músculos, entre ellos el corazón. Las células no pueden funcionar mucho tiempo sin oxígeno; la falta de oxígeno lleva a la muerte celular. Todas las funciones necesitan oxígeno, desde la circulación sanguínea hasta la digestión; lo necesitas para moverte e incluso para pensar. El oxígeno es para el cuerpo lo que el combustible para el coche: indispensable.

Durante la respiración, el oxígeno pasa del exterior a los pulmones y a continuación es transportado por la corriente sanguínea a todas y cada una de las células de los tejidos corporales. La sangre recoge el producto de desecho del oxígeno usado que queda en las células y lo devuelve a los pulmones, que lo exhalan como dióxido de carbono. Todo esto ocurre de forma espontánea, sin ningún esfuerzo consciente. Es un proceso continuo entre tu cuerpo y el exterior. Cada una de tus células, tejidos, órganos, músculos y huesos, y en especial tu cerebro, reciben un constante aporte de oxígeno y dejan salir el dióxido de carbono. Este proceso te mantiene vivo y en buen funcionamiento. Cualquiera que haya sufrido un infarto conoce la importancia del oxígeno. Incluso un pequeño infarto puede obstruir el paso del oxígeno, y sus efectos pueden notarse más de un año después. Es el perfecto ejemplo de lo importante que es contar con un aporte de oxígeno suficiente y constante.

«Hacemos veinte mil respiraciones diarias;
unas siete millones al año.»

EJERCICIO 2

Detente un instante y piensa que tu respiración es
el movimiento que te da la vida. La respiración te permite
hacer lo que quieres en cada momento, incluso leer estas
líneas. El sistema musculoesquelético responde sutilmente
al movimiento de tu respiración, y esta responde a lo que
haces. A medida que aumenta tu actividad, tu respiración
se acelera, y cuando descansas, tu respiración se calma.
Respiras en armonía con lo que haces.

Cada vez que respiras

En un minuto hacemos entre ocho y dieciocho respiraciones, aunque hay personas
que debido a unos pésimos hábitos respiratorios hacen más de treinta respiraciones
por minuto. Así pues, respiramos veinte mil veces al día; unas siete millones de
veces al año, y por eso parece sensato aprender a respirar de una forma lo más eficaz
posible. Nos servirá de ayuda entender bien cómo funciona la respiración.

La respiración es en muchos sentidos una paradoja. Aunque respirar es sencillo,
el proceso no lo es en absoluto; en realidad, es tremendamente complejo. Se encuentra a caballo entre el control consciente y el inconsciente. Para mejorar tu forma de
respirar debes empezar a tomar conciencia de cómo respiras. La respiración es tridimensional y tiene distintos componentes. Cuanto mejor conozcas el sistema respiratorio, más fácil te resultará respirar tal como lo ha previsto la naturaleza.

Nuestro aparato respiratorio

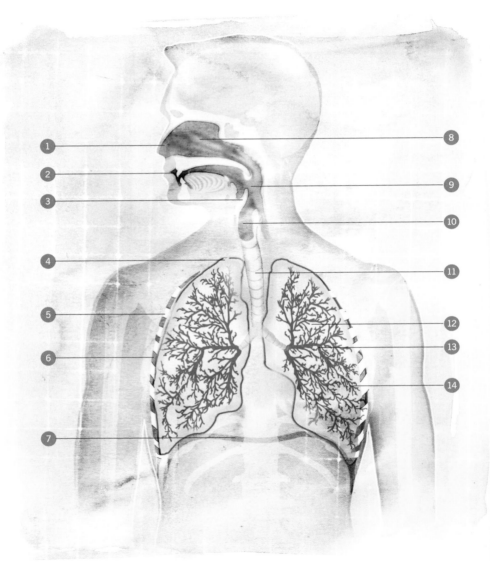

La nariz y la boca

El aire entra en tu cuerpo a través de la nariz o la boca. Puedes inhalar más aire a través de la boca, porque la cavidad bucal es más grande que los conductos nasales; necesitas respirar por la boca cuando hablas, cantas, tocas un instrumento de viento o haces ejercicio, por ejemplo. Al entrar por la boca, el aire llega más rápidamente a los pulmones porque encuentra menos resistencia. Sin embargo, cuando entra por la nariz llega filtrado, caliente y cargado de humedad, lo que es beneficioso para la salud. Sea como sea, el aire que respiras pasa a la parte posterior de la garganta y baja por la tráquea hasta los bronquios, que lo llevan a los pulmones.

Los alimentos y los líquidos que ingieres viajan al estómago a través del esófago, que se encuentra detrás de la tráquea (o conducto del aire). Cuando tragas, la epiglotis, una lengüeta hecha de cartílago, cierra la tráquea para dirigir los alimentos hacia el estómago y así impedir que entren en los pulmones. No puedes respirar y tragar al mismo tiempo. Si comes con prisas o hablas mientras comes, es posible que el alimento o la bebida se cuelen por el conducto equivocado.

La tráquea

La tráquea o conducto del aire es un tubo de unos 10 centímetros de largo y menos de 2,5 centímetros de diámetro. Empieza justo debajo de la laringe y llega hasta el esternón. Aunque está hecha de cartílago flexible, es muy resistente, porque tiene que estar permanentemente abierta. A la altura de los pulmones, la tráquea se bifurca en dos tubos más pequeños llamados *bronquios*, uno para cada pulmón.

1 Nariz

2 Boca

3 Epiglotis

4 Membrana pleural

5 Costilla

6 Músculos intercostales

7 Diafragma

8 Cavidad nasal

9 Faringe (garganta)

10 Laringe (caja de la voz)

11 Tráquea (conducto del aire)

12 Pulmón

13 Bronquio

14 Alvéolo (saco de aire)

Los bronquios

Los bronquios son los conductos que llevan el aire a los pulmones. El aire que llega desde la laringe entra en los conductos bronquiales o bronquios, que se bifurcan en dos, de modo que el aire puede pasar indistintamente por uno u otro. Cada uno de estos tubos bronquiales se divide en conductos que se ramifican en conductos vez más pequeños, como las ramas de un árbol. Los bronquios se hacen más finos a medida que se acercan al tejido pulmonar, hasta convertirse en bronquiolos que se transformarán en saquitos de aire denominados *alvéolos*. Aquí tiene lugar el intercambio de dióxido de carbono por oxígeno.

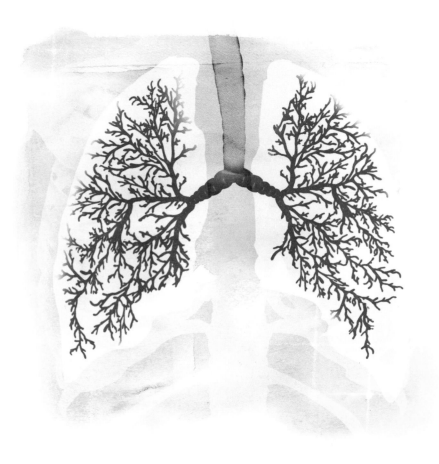

Los pulmones

Los pulmones son dos recipientes flexibles que pueden contener entre 4 y 6 litros de aire, dependiendo del tamaño del cuerpo. Son dos órganos esponjosos y tremendamente elásticos que siempre contienen algo de aire. Debido a su elasticidad, se amoldan a la estructura de las costillas y el diafragma, respondiendo de forma natural al movimiento de estos. Muchas personas no son conscientes del tamaño y la ubicación de los pulmones y no saben que los pulmones siempre deben tener algo de aire dentro, que nunca están totalmente desinflados.

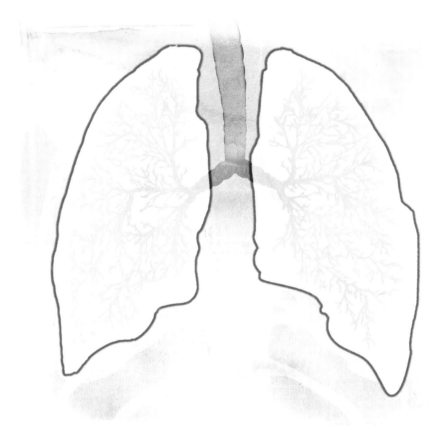

Los pulmones se encuentran dentro de la caja torácica, uno en la parte derecha y otro en la parte izquierda, y encima del diafragma. No son simétricos, no tienen la misma forma. El pulmón izquierdo tiene solamente dos lóbulos y es algo más pequeño porque comparte el espacio de la caja torácica con el corazón. Los pulmones son estructuras cónicas tridimensionales cuya base reposa justo encima del diafragma. En el extremo superior son redondeados, cuando se expanden totalmente ocupan el espacio que va desde la clavícula hasta el extremo inferior de la caja torácica, y tienen más tejido pulmonar en la parte posterior que en la parte anterior. Están recubiertos por una fina capa de tejido denominada *pleura*. Este mismo tipo de tejido recubre la parte interior de la cavidad torácica. Una delgada capa de fluido actúa como lubricante y permite que los pulmones se muevan suavemente cuando se inflan y se desinflan con cada respiración.

La caja torácica

La caja torácica tiene forma de colmena. Encierra y protege los principales órganos vitales de tu cuerpo: el corazón y los pulmones. Estabiliza la estructura del tórax y da soporte y conexión a casi todas las costillas. Tenemos en total veintidós costillas, doce en cada costado del cuerpo. Las costillas están conectadas por la espalda con la espina dorsal y, por delante, con el esternón. Se conectan a la espina dorsal mediante las articulaciones costovertebrales, diseñadas para moverse cada vez que respiras. Estas articulaciones dotan de capacidad de movimiento a la caja torácica. Gracias al cartílago que conecta las costillas con la parte frontal del cuerpo, la caja torácica es fuerte y flexible y responde a los distintos volúmenes del aire. Las costillas son móviles, flexibles y elásticas para que los pulmones se muevan libremente.

*«Si hay demasiadas tensiones musculares,
el cuerpo convertirá una acción sencilla
como la de respirar en algo muy trabajoso.»*

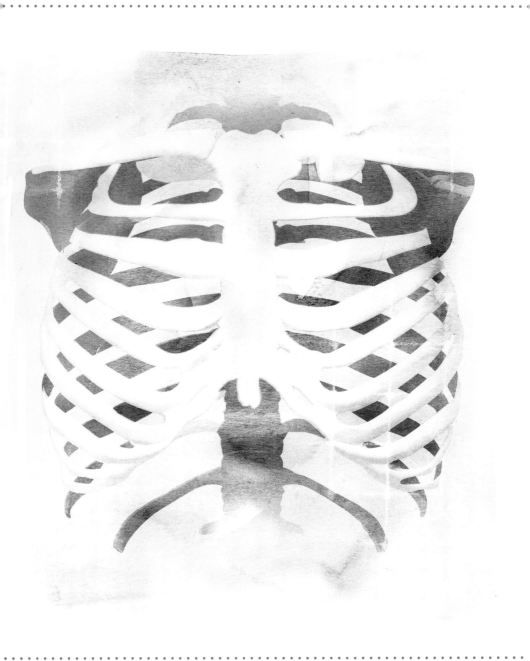

El esternón es un hueso largo y plano situado en posición vertical justo en el centro de la caja torácica. Tiene unos 15 centímetros de largo y alrededor de 2,5 centímetros de ancho. Está dividido en tres partes, y su función consiste en sujetar casi todas las costillas y en servir de protección a la tráquea.

Las primeras siete costillas están directamente unidas al esternón y las tres siguientes se conectan a él a través de un cartílago costal curvo. Las dos restantes se denominan *costillas flotantes*, porque no están unidas al esternón, sino que «flotan» y están sujetas únicamente a la columna vertebral.

Cuando tu cuerpo funciona bien, los músculos y los huesos del sistema respiratorio se mueven libremente y de forma coordinada. Pero si hay demasiadas tensiones, se rompe el delicado equilibrio de la elástica estructura esquelética. Con el tiempo, estas tensiones pueden provocar rigidez alrededor de la caja torácica, desequilibrar la organización del sistema respiratorio y hacer que una acción sencilla como la de respirar se convierta en algo muy trabajoso.

EJERCICIO 3

1. Coloca suavemente las manos en diferentes partes del tórax.
2. A medida que inhalas y exhalas, observa dónde notas más el movimiento.

Puedes probar este ejercicio con amigos y familiares para comprobar si los resultados son los mismos.

El diafragma

Cuando respiras, el movimiento se origina a mitad del torso, donde está situado el diafragma. Por eso muchos creen que es el músculo más importante de la respiración. Sin embargo, el diafragma es solo una pieza de un sistema que tiene muchas partes movibles, y así tenemos que verlo.

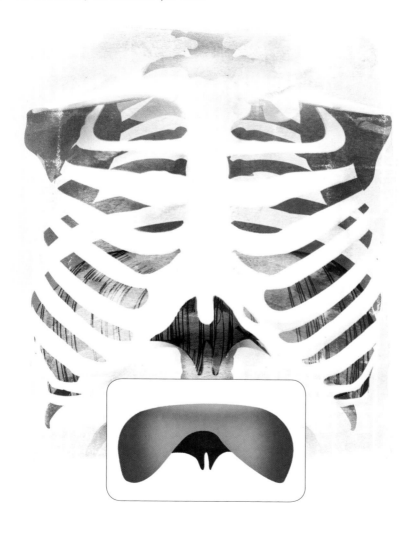

Cuando respiras de forma saludable significa que todos tus músculos respiratorios trabajan juntos y coordinados. A través del nervio frénico, el diafragma recibe la orden del cerebro de iniciar el movimiento respiratorio. A medida que la respiración se hace más libre y coordinada, aumentan los movimientos del diafragma; cuantos más movimientos realice el diafragma, más libre y eficiente será la respiración.

El diafragma es el músculo respiratorio más grande. Es flexible y divide la parte superior del cuerpo en dos. En la parte superior se encuentra el tórax, donde se alojan los pulmones y el corazón, y debajo está la región abdominal, que contiene el hígado, el estómago, los riñones, el intestino grueso y el delgado, el páncreas, la vesícula biliar y el bazo. Los bordes externos del diafragma se insertan en los extremos inferiores de la undécima y duodécima costilla y el esternón. El músculo del diafragma es delgado y tiene forma irregular, siguiendo la forma de los órganos internos de arriba y abajo. Podemos imaginar el diafragma como un tabique móvil que separa la parte superior de la parte inferior del tronco. Con su movimiento ascendente y descendente masajea los órganos de ambas partes.

El diafragma nace en las vértebras lumbares. El ejercicio que propongo a continuación te ayudará a liberarlo, y resulta muy útil para las personas que normalmente tienen una respiración superficial.

EJERCICIO 4

1. Al exhalar, deja pasar el aire entre los dientes para provocar un siseo.
2. Continúa con el siseo todo el rato que puedas, sin forzarte.
3. Expulsa rápidamente el último resto de aire.

Este ejercicio te ayuda a soltar el diafragma. Después notarás que respiras más hondo de lo habitual.

Los movimientos diafragmáticos han sido normalmente mal interpretados. El siguiente ejercicio te puede ayudar a entender cómo son en realidad:

EJERCICIO 5

1. Imagina un paracaídas que sube y baja inflado por el viento, o una medusa en el mar.
2. Imagínate el mismo movimiento en el interior de tu cuerpo. El diafragma tiene forma abovedada cuando asciende y una forma aplastada cuando desciende.

Tómate unos minutos para percibir este movimiento continuado en tu interior. Es importante que entiendas que el diafragma asciende cuando exhalas y desciende cuando inhalas.

Además de ser un músculo poderoso, el diafragma es móvil y flexible. Tiene que ser flexible para adaptarse a la forma variable de los órganos superiores e inferiores, así como a los importantes cambios de volumen de los pulmones. No olvidemos que se mueve de forma tridimensional, siguiendo el movimiento de la inspiración y la espiración. Al descender, el diafragma crece en forma vertical, con lo que aumenta la presión sobre el abdomen y desplaza los órganos internos hacia abajo y hacia fuera. Esto aumenta el tamaño de la caja torácica, lo que a su vez permite que los pulmones se expandan y dejen entrar más aire.

Cómo funciona la respiración

La respiración está regulada por el sistema nervioso autónomo o neurovegetativo. En el tronco encefálico, o bulbo raquídeo, hay centros respiratorios que controlan constantemente los niveles de oxígeno y de dióxido de carbono de la sangre. Esto se lleva a cabo sin nuestra participación; el cerebro inconsciente se ocupa de controlar la respiración. Los centros respiratorios controlan los niveles de oxígeno y de dióxido de carbono en la sangre. Si estos niveles se desequilibran, el cerebro envía mensajes al diafragma a través del nervio frénico y le ordena que aumente o disminuya el ritmo y la potencia de la respiración. Con estos ajustes, la concentración de dióxido de carbono vuelve al nivel de normalidad y el ritmo respiratorio se hace regular.

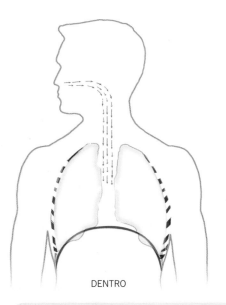 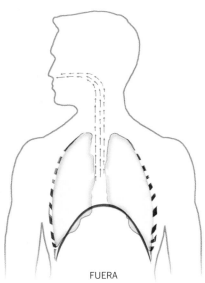

DENTRO   FUERA

Aumento de volumen significa menos presión

- Las costillas se mueven hacia arriba y hacia fuera.
- El diafragma se aplasta.
- Aumenta el volumen del torso.

Menos volumen significa más presión

- Las costillas bajan.
- El diafragma se eleva.
- El volumen del torso disminuye.

En los pulmones y en el pecho hay, además, receptores de distensión que controlan continuamente si el estiramiento de estos órganos es excesivo. Si la musculatura que rodea la caja torácica se estira demasiado o los pulmones se inflan en exceso, estos receptores envían una señal a los centros respiratorios para que inhiban la inspiración a fin de no dañar los pulmones. Veamos ahora lo que sucede cuando inspiras y espiras.

Inhalación

Los pulmones están alojados dentro de la pleura, un saco lo bastante flexible como para permitir que estas masas esponjosas se expandan y se contraigan. Para entender cómo funciona la respiración, piensa en el diafragma. Cuando inhalas, se contrae, desciende y empuja los órganos abdominales que están debajo. La cavidad torácica aumenta de tamaño y dentro de la pleura se crea un vacío que es llenado de inmediato por el aire exterior. Al mismo tiempo, las costillas ascienden y se abren para dejar más espacio a los pulmones.

Exhalación

En esta fase de la respiración, los pulmones expelen el aire. Cuando exhalas, tu diafragma se relaja y se provoca una diferencia de presión entre la atmósfera exterior y el interior del tórax. Dicho de otra manera, los músculos de la respiración modifican el tamaño de la cavidad torácica y crean áreas de baja y de alta presión atmosférica de forma alterna. Cuando el diafragma se relaja con la exhalación, adopta una forma abovedada, y al mismo tiempo las costillas descienden y se cierran, lo que provoca un cambio de forma en el tórax, de modo que hay menos espacio, tanto dentro de la cavidad como en el propio saco pleural. Durante esta fase de la respiración, el aire sale de los pulmones para compensar la presión exterior. Y no olvides que esto ocurre de forma automática, sin que tengas que hacer ningún esfuerzo consciente. La respiración será más eficiente cuando el diafragma, los pulmones, el abdomen y los músculos que rodean la caja torácica trabajen de forma coordinada.

Es como abrir una bolsa de papel; en cuanto la abres, el aire entra para ocupar el espacio vacío que se ha creado. Cuando aplastas la bolsa, el aire vuelve a salir. Durante el proceso respiratorio no haces ningún esfuerzo consciente.

La respiración puede variar mucho dependiendo de lo que hagas. Cuando estás en reposo, el movimiento del diafragma y los demás músculos respiratorios es mínimo. Cuando haces ejercicio, sin embargo, ese movimiento aumenta para responder a la mayor necesidad de aire en los pulmones; la actividad enérgica requiere más oxígeno. Los músculos que intervienen en la respiración tienen que trabajar duro para ayudar al diafragma en su movimiento ascendente, y esto ayuda a vaciar los pulmones para que pueda entrar oxígeno rápidamente.

De esta forma, el intercambio de aire no supone esfuerzo alguno. Para pasar del exterior al interior de los pulmones, el aire baja por la tráquea y se introduce en los

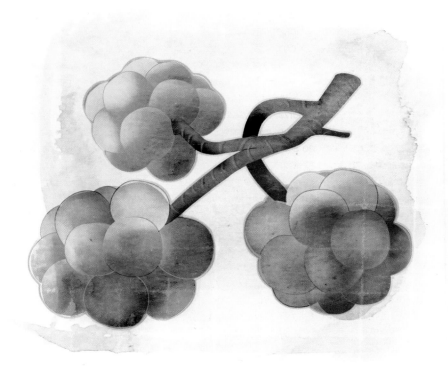

tubos bronquiales. Estos tubos se dividen a su vez en tubos cada vez más pequeños, al modo de las ramas de un árbol. Los conductos más pequeños, los bronquiolos, están recubiertos internamente de cilios, estructuras celulares con aspecto de pelo que se mueven cuando respiras. Este movimiento ayuda a sacar la mucosidad de los pulmones. Los bronquiolos acaban en unos saquitos de aire llamados *alvéolos*, de los que se cuentan más de 300 millones en el cuerpo humano. Los alvéolos están rodeados de una malla de pequeños vasos sanguíneos llamados *capilares*, y aquí es donde tiene lugar el intercambio entre oxígeno y dióxido de carbono.

Los alvéolos se inflan y desinflan a medida que inhalas y exhalas. El oxígeno del aire que inhalas entra en los glóbulos rojos de la sangre a través de las paredes de los alvéolos y los capilares adyacentes. Una vez que ha absorbido el oxígeno, la sangre abandona los pulmones y es transportada al corazón. Este bombea la sangre por todo el cuerpo, de modo que el oxígeno pueda llegar a las células de todos los órganos y los tejidos. Las células toman el oxígeno y dejan en su lugar dióxido de carbono –otro residuo de la oxidación celular–, que es devuelto a la sangre. La corriente sanguínea transporta el dióxido de carbono a los pulmones, donde es expulsado del cuerpo con cada exhalación de aire.

La respiración es un regalo

Recuerda que no debes forzar ni reprimir tu forma natural de inhalar y exhalar; la respiración es un proceso innato que no debe representar esfuerzo. No empujes ni estires tu respiración, no soples ni retengas el aliento; ni siquiera tienes que *tomar* aire. Algunas de tus respiraciones serán cortas y otras más largas, y no eres tú quien lo decide. Lo único que debes hacer es fijarte en si has adoptado algún hábito que entorpezca tu respiración y, en tal caso, abandonarlo. Cada respiración es un regalo que nos da la vida. Tenemos que aceptarlo con gratitud.

«No debes forzar ni reprimir tu forma natural de inhalar y exhalar.»

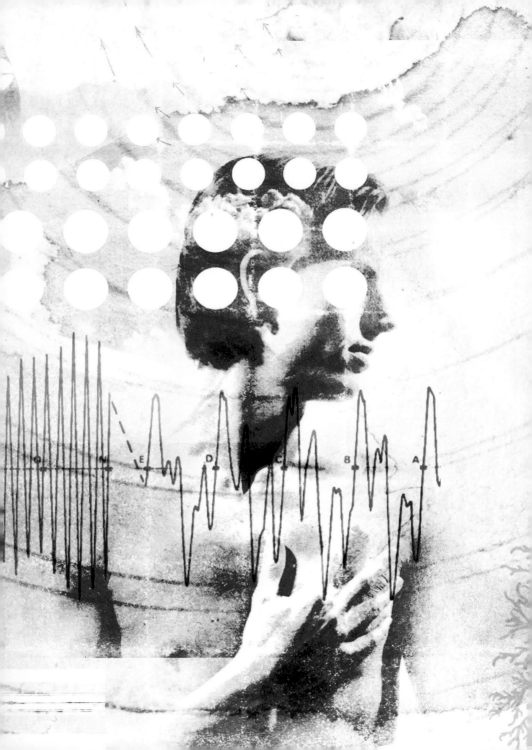

CAPÍTULO TRES

El hombre que respira

....

*No es que haya descubierto un nuevo
método de respiración, simplemente
he entendido el único método auténtico:
el de la naturaleza.*

F. Matthias Alexander

La historia de Alexander

Hay un nombre que destaca como pionero en la comprensión y mejora de la respiración: el de Frederick Matthias Alexander, quien a finales de 1800, movido por los problemas que tenía con su propia voz y su respiración, desarrolló su método de respiración coordinada. Frederick M. Alexander tardó años en desarrollar una técnica que ayudara a las personas a sustituir las dificultades respiratorias y las posturas perjudiciales por una forma de ser más libre y expansiva. Entenderemos mejor su método si conocemos la historia de cómo Alexander superó sus problemas de voz y de respiración, ya que es una historia de todo punto extraordinaria.

Alexander nació en Tasmania, Australia, en 1869. Por sus venas corría una mezcla de sangre escocesa e irlandesa. Fue un bebé prematuro y tuvo problemas respiratorios desde el primer día. Como era de salud delicada, lo sacaron del colegio a una edad temprana y le pusieron al maestro de la escuela local de tutor por las tardes. A los veinte años se interesó por el teatro y viajó a Melbourne, donde pasó tres meses yendo al teatro, a conciertos y a galerías de arte. Tras esta experiencia, decidió estudiar declamación y artes dramáticas.

«Alexander ayudaba a las personas a sustituir las dificultades respiratorias y las posturas perjudiciales por una forma de ser más libre y expansiva.»

Problemas de voz

Alexander se instaló en Melbourne con la idea de formarse como actor. No tardó en adquirir fama como declamador. Fundó su propia compañía de teatro y se especializó en monólogos de Shakespeare. A medida que su popularidad aumentaba, le llegaban cada vez más encargos y actuaba ante aforos más amplios. Como recitaba sin micrófonos y sin ningún tipo de ayuda técnica, su voz empezó a acusar el esfuerzo. El problema se agudizó tanto que llegó un momento en que se le oía respirar y empezó a quedarse ronco a media actuación. Alexander recurría a médicos y entrenadores de voz que le recetaban medicamentos y ejercicios, pero su voz se siguió deteriorando. Llegó un momento en que apenas era capaz de acabar su declamación, un problema angustioso que ponía en jaque toda su carrera.

Uno de los médicos que le examinó le dijo que su único problema era que tenía las cuerdas vocales fatigadas y le prescribió dos semanas de reposo. Dispuesto a probar cualquier cosa, Alexander guardó casi total silencio durante quince días. En su siguiente actuación la afonía había desaparecido y volvía a tener la voz clara como el cristal. Sin embargo, a media actuación el problema volvió peor que antes, y al final de la semana apenas podía hablar.

Al día siguiente, Alexander volvió al médico y le explicó lo que había pasado. El médico creía que su recomendación había surtido efecto y le recomendó seguir con el tratamiento, pero Alexander se negó. Si tras dos semanas de tratamiento el problema se había vuelto a manifestar en cuestión de una hora, no tenía sentido seguirlo. Tenía la voz perfectamente al empezar la declamación, y fatal cuando la acabó. El problema, concluyó Alexander, tenía que estar en algo que hacía al declamar. El médico reflexionó y estuvo de acuerdo, pero tuvo que reconocer que no sabía qué recomendarle. Entonces Alexander decidió que lo averiguaría por sí mismo.

Autodescubrimiento

Alexander se embarcó en un viaje de autodescubrimiento que no solo daría respuesta a sus problemas de voz y de respiración, sino que lo llevaría a una nueva comprensión del cuerpo humano, la postura y la función respiratoria. Comprendió que muchas personas obstaculizan sin pretenderlo el movimiento, la coordinación y la respiración que el cuerpo realiza de forma natural, y que esto les causa mucho sufrimiento.

Estas conclusiones de Alexander no fueron valoradas en su tiempo, aunque puede decirse que constituyen uno de los grandes descubrimientos del siglo xx. Como veremos, la vida de Alexander parece una novela de misterio. Su idea genial fue entender que, sin pretenderlo, podía estar provocándose problemas de salud. Gracias a su tenacidad llegó a probar que así era y a dar con la solución.

Empezó su investigación partiendo de dos certezas:

- *La declamación en un escenario le provocaba afonía y dificultades respiratorias que lo dejaban sin voz.*

- *Cuando hablaba con normalidad, su afonía desaparecía.*

Alexander llegó a una conclusión lógica: si hablar con normalidad no le provocaba afonía ni dificultades respiratorias, la clave estaba en algo que hacía cuando declamaba. Si encontraba esa diferencia, podría cambiar la manera en que usaba la voz al declamar y resolvería el problema. De modo que usó un espejo para observarse cuando hablaba con su voz normal y cuando recitaba, con la esperanza de encontrar las diferencias. Se observó atentamente cuando hablaba normal y no pudo ver nada extraño, pero cuando empezó a declamar pudo ver varios cambios:

- *Tendía a acortar el cuello y echar la cabeza hacia atrás con cierta fuerza.*

- *Al mismo tiempo, deprimía la laringe (la cavidad en la garganta donde se encuentran las cuerdas vocales).*

- *También empezaba a tomar aire por la boca, produciendo un sonido de respiración entrecortada.*

Estos hábitos le habían pasado hasta el momento totalmente desapercibidos. Cuando se observó de nuevo hablando con su voz normal, se dio cuenta de que esos hábitos se repetían, pero mucho menos acentuados, por lo que hasta entonces no los había notado. Tras este avance, Alexander volvió a contemplarse en el espejo con renovado entusiasmo y descubrió que los malos hábitos se acentuaban cuando recitaba.

Causa y efecto

El siguiente obstáculo con el que tropezó Alexander era que ignoraba la razón primera de estos hábitos perjudiciales. Tras unas cuantas pruebas comprendió que no podía evitar tragar aire mientras respiraba o presionar sobre la laringe. Pero podía dejar de echar la cabeza hacia atrás y así aliviar la tensión muscular. Continuó con sus experimentos ante el espejo y comprobó que, si evitaba acortar el cuello y echar la cabeza hacia atrás, no sufría tanto de afonía. Volvió a la consulta médica, y el doctor le informó de que tanto su salud general como el estado de sus cuerdas vocales habían mejorado. Ahora tenía la prueba definitiva de que su forma de declamar le había provocado la afonía. Alexander decidió cambiar la forma de recitar.

«Ahora tenía la prueba definitiva de que su forma de declamar le había provocado la afonía.»

Percepción sensorial poco fiable

Convencido de que estaba llegando al meollo de la cuestión, Alexander siguió experimentando para mejorar el estado de sus cuerdas vocales. Queriendo evitar el gesto de echar la cabeza hacia atrás, la echó hacia delante, y le sorprendió comprobar que seguía presionando sobre su laringe. Decidido a aclarar el misterio, colocó dos espejos más, uno a cada lado del espejo original, y gracias a esto pudo ver que estaba haciendo lo contrario de lo que pensaba con la cabeza, seguía acortando el cuello y presionando su espina dorsal. A este fenómeno lo denominó *percepción sensorial poco fiable*.

En otras palabras, no podía fiarse de lo que le decían sus sentidos acerca de lo que estaba o no estaba haciendo. Al principio pensó que se trataba de un problema personal, pero cuando empezó a enseñar su técnica a otros se dio cuenta de que esta deformación de la percepción sensorial era prácticamente universal. Comprendió también que el hecho de echar la cabeza hacia atrás y de presionar la columna no solo le causaba depresión en la laringe, sino que le provocaba diversas tensiones: levantaba el pecho, arqueaba la espalda, empujaba la pelvis hacia delante, contraía los músculos de las piernas y hasta curvaba los dedos de los pies, como si quisiera agarrarse al suelo. Su gesto de empujar la cabeza hacia atrás afectaba a su postura, a su equilibrio y hasta a su respiración.

Alexander concluyó que la contracción muscular de sus pies y piernas formaba parte del mismo hábito que le llevaba a contraer los músculos del cuello. El gesto de agarrarse al suelo con los pies estaba tan enraizado en sus hábitos posturales que ni siquiera era consciente de que lo hacía. Intentó cambiar esos hábitos, y al principio le resultó imposible declamar. Por mucho que se esforzara, solo conseguía aumentar las tensiones musculares y empeorar el problema. Alexander se encontraba en una posición imposible: tenía que entender cómo se comportaba su cuerpo, pero no podía confiar en su sentido kinestésico para recibir esta información, que ya sabía que era engañosa.

Las direcciones

Estas experiencias lo llevaron a preguntarse qué instrucciones se daba a sí mismo cuando declamaba, y se dio cuenta de que nunca había pensado en cómo se movía en el escenario; se limitaba a hacer los movimientos que hacía siempre porque le parecían los «correctos». Decidió cambiar de estrategia: probó de pensar o de darse la orden de mover la cabeza hacia delante; resultó que bastaba con darse la orden para cambiar el resultado.

Era un avance, pero seguía echando un poco la cabeza hacia atrás. Alexander reflexionó y comprendió que, si bien daba las direcciones correctas cuando declamaba, volvía de inmediato a los gestos acostumbrados, lo que le creaba tensiones en todo el cuerpo. También observó que estaba tan centrado en hacer una buena actuación que tensaba los músculos del cuello. Llegó a la conclusión de que tenía tendencia a volcarse en un objetivo sin tener en cuenta la manera en que lo alcanzaba, y se hizo el propósito de ser menos obsesivo.

Así pues, decidió dejar transcurrir un tiempo entre el estímulo para hablar y el acto de declamar. A este proceso lo llamó *inhibición*, y esta pausa entre estímulo y acción le permitió observar y cambiar las costumbres que le resultaban dañinas, como la de echar atrás la cabeza. A partir de aquí ideó una serie de principios y técnicas basadas en la conciencia del propio cuerpo y en la erradicación de costumbres dañinas a la que llamamos *Técnica Alexander*. Gracias a ella, no solo eliminó los gestos y los hábitos que habían puesto en jaque su carrera, también se curó de los problemas de respiración que lo acompañaban desde su infancia.

«La noticia de que un actor se había curado
a sí mismo de problemas respiratorios
corrió como la pólvora.»

La propagación de la noticia

Cuando volvió a los escenarios, Alexander se vio asaltado por multitud de peticiones de ayuda de actores con problemas parecidos a los que él había sufrido; así empezó a enseñar su técnica a otros. La noticia de que un actor se había curado a sí mismo de problemas respiratorios corrió como la pólvora. Alexander tenía tanto éxito con su tratamiento que algunos médicos le enviaban a sus pacientes. Aplicaba su técnica sirviéndose tanto de instrucciones verbales como de suaves manipulaciones manuales, y ayudó a muchas personas a modificar los malos hábitos que estaban en la raíz de sus problemas. Al principio trataba exclusivamente dificultades respiratorias y de voz, por lo que recibió el apodo de «El hombre que respira». Sin embargo, los médicos empezaron a enviarle todo tipo de pacientes, en especial aquellos a los que no sabían cómo tratar, con los que ya no sabían qué hacer.

Uno de esos médicos, el doctor J. W. Stewart McKay, vio un gran potencial en el trabajo de Alexander y lo convenció para que fuera a Londres y diera a conocer su técnica a un público más amplio. En 1904, Alexander se instaló en Londres y abrió una consulta, primero en Victoria Street y más tarde en Ashley Place, en el centro de la ciudad. Allí siguió trabajando y ayudando a mucha gente hasta su muerte, en octubre de 1955.

La Técnica Alexander, en la actualidad

La Técnica Alexander se ha extendido por todo el mundo. Cuenta con miles de profesionales en más de treinta países que tratan una amplia gama de dolencias y problemas. Aunque sigue viéndose como un método para adquirir una mejor postura, eliminar el dolor de espalda y aliviar el estrés, también es tan efectiva para mejorar la respiración como lo era en 1900, tal como descubrirás cuando aprendas algo más acerca de los principios de Alexander, que encontrarás en el capítulo 6 (páginas 79 a 87). De hecho, las personas que emplean la Técnica Alexander para mejorar su postura o aliviar las tensiones musculares también mejoran su respiración, y viceversa. En realidad, la postura, el dolor, el estrés y la respiración están estrechamente interrelacionadas.

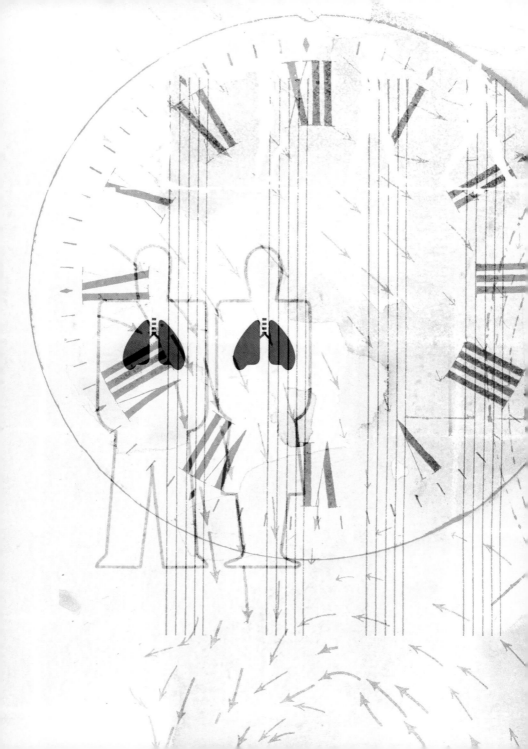

CAPÍTULO CUATRO

Costumbres e ideas erróneas

....

Hay dos cosas que son infinitas:
el universo y la estupidez humana;
y de la infinitud del universo
no estoy totalmente seguro.

Albert Einstein

La respiración y el estrés en la vida cotidiana

Todos nacemos con la capacidad de respirar de forma fácil y natural. Los menores de cinco años respiran perfectamente, ya sea con la respiración calmada del sueño o con la respiración agitada del juego y el descubrimiento. Casi nunca encuentras en un niño la tensión de la que sufren tantos adultos.

En la actualidad tenemos demasiados estímulos que nos alejan del momento presente, del estado de calma. La mala respiración puede tener muchas causas, entre ellas el asma, la polución medioambiental, el estrés del trabajo o del colegio, la tensión emocional y también problemas musculares o de huesos.

A medida que cumples años, las tensiones te afectan más. Tu ritmo natural de respiración se ve sustituido por hábitos perjudiciales. Y aunque seas consciente del problema y trates de mejorar tu forma de respirar, hay tanta información engañosa sobre cómo lograrlo que lo más probable es que adoptes nuevos hábitos que sean incluso peores. Lo primero que debes tener claro es que el objetivo no es respirar correctamente, sino (como he dicho antes) permitir que el sistema respiratorio funcione sin trabas y que se restablezca el ritmo natural. Alexander dijo: «Si dejas de hacer lo incorrecto, lo correcto llega solo». En el caso de la respiración, es totalmente cierto.

«A medida que cumples años, las tensiones afectan cada vez más a tu ritmo de respiración.»

Malentendidos sobre la respiración

Como ya vimos en el capítulo anterior, Alexander comprendió que sus ideas sobre la postura, la respiración y la declamación estaban equivocadas. A estas ideas erróneas las denominó *percepciones sensoriales poco fiables*. Alexander creía que él era el único que las tenía, pero cuando empezó a ayudar a los demás se dio cuenta de que eran comunes a casi todo el mundo. Aquí tienes una lista de las ideas erróneas sobre la respiración más comunes:

- *Los pulmones son pequeños órganos situados en mitad del tórax.*

- *Los conductos nasales van hacia arriba.*

- *Aguantar la respiración fortalece los músculos respiratorios.*

- *Las inspiraciones profundas ayudan a mejorar la respiración.*

- *Es beneficioso utilizar los músculos respiratorios accesorios.*

- *La respiración diafragmática es la correcta.*

- *Practicar la respiración abdominal es beneficioso para la respiración en general.*

- *Cuando respiras, tu pecho tendría que moverse poco o nada; el movimiento debería darse sobre todo en la zona abdominal.*

- *Es mejor expulsar todo el aire antes de inhalar de nuevo.*

✗ *Los pulmones son pequeños órganos situados en mitad del tórax*

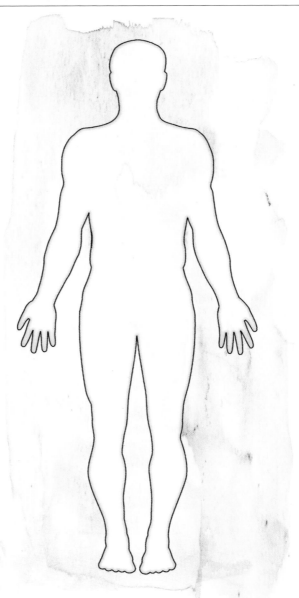

Antes de leer la verdad sobre el tamaño, la forma y la ubicación de los pulmones puedes hacer el siguiente ejercicio:

EJERCICIO 6

- Fotocopia la imagen de la página anterior, que te servirá como guía. A continuación dibuja los pulmones con la forma, el tamaño y la ubicación que piensas que tienen.

En general tenemos una percepción muy equivocada sobre la ubicación y el tamaño de los pulmones. De hecho, su tamaño puede variar mucho en los adultos, dependiendo del sexo, la altura y la postura. En la mayoría de las personas, los pulmones tienen de 25 a 35 centímetros de largo, y de 10 a 15 centímetros de ancho. Su forma es ovalada y truncada en un extremo, similares a una pelota de *rugby* pero más pequeños y estrechos, y pesan entre 0,9 y 1,4 kilos.

En la radiografía de la página siguiente puedes ver el tamaño y la ubicación de los dos pulmones. ¿Se parece a lo que habías dibujado? El extremo superior de los pulmones llega hasta más arriba del esternón y el extremo inferior, cuando está lleno de aire, llega casi al final de las costillas.

EJERCICIO 6
*Aquí puedes comprobar
el tamaño, la forma y la
ubicación de los pulmones
dentro del cuerpo.*

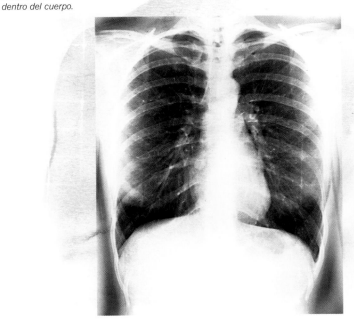

✗ *Los conductos nasales van hacia arriba*

EJERCICIO 7

- Copia o fotocopia la imagen de la página siguiente y dibuja una flecha señalando la dirección que crees que sigue el aire cuando entra por la nariz y pasa por la tráquea.

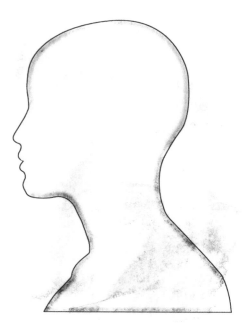

De hecho, el aire que entra por la nariz no sigue un curso vertical, como suele creerse, sino horizontal. Puedes comprobarlo haciendo el siguiente ejercicio:

EJERCICIO 8

1. Mientras haces una inhalación, represéntate el aire entrando por tu nariz en sentido vertical. ¿Te imaginas la tensión o el esfuerzo que requeriría?
2. Al inhalar imagínate que el aire entra en tu nariz siguiendo un curso horizontal. ¿Entiendes que es mucho más fácil? Esta forma de respirar no requiere esfuerzo.

En la imagen de la página siguiente puedes comprobar que casi todo el conducto nasal es horizontal.

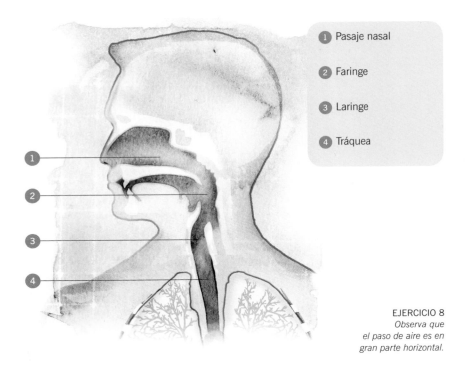

1. Pasaje nasal

2. Faringe

3. Laringe

4. Tráquea

EJERCICIO 8
*Observa que
el paso de aire es en
gran parte horizontal.*

✗ Aguantar la respiración fortalece los músculos respiratorios

La práctica de aguantar la respiración tiene su origen en la antigua tradición del yoga. En la práctica del yoga, uno de los pasos para disciplinar el cuerpo consiste en contener la respiración. Incluso hoy se cree erróneamente que aguantar la respiración contribuye a mejorarla y a fortalecer los músculos respiratorios, y muchos profesionales –entre ellos cantantes y nadadores– siguen con estas prácticas. Pero, en realidad, contener la respiración, más que fortalecer, *debilita* el sistema respiratorio. Es una respuesta natural al estrés, y todos lo hacemos a veces. No tienes más que observar a un actor nervioso antes de salir al escenario o a un orador que se prepara para hablar ante el público. Contienes la respiración cuando va a suceder algo que no te gusta o ante un encuentro inesperado. Piensa en lo que haces cuando miras una película de miedo. Si lo haces con demasiada frecuencia, puede convertirse en hábito, y aguantarás la respiración incluso sin motivo alguno.

EJERCICIO 9

1. Coge una silla de la cocina y levántala, o levanta los brazos, y observa tu respiración.
2. Pregúntate si contienes la respiración al llevar a cabo este ejercicio.

Si tu respuesta es positiva, mira si puedes hacer lo mismo sin contener la respiración en ningún momento.

Cuando contienes el aliento acumulas dióxido de carbono, un factor estresante para el sistema nervioso. Al mismo tiempo, interrumpes el ciclo natural de la respiración, creas tensión en los músculos del sistema respiratorio y obstaculizas el libre movimiento de los pulmones, las costillas y el diafragma. Si miras a alguien que contenga la respiración, verás la tensión a la que está sometido.

EJERCICIO 10

- Sal a caminar y procura que tu respiración sea lo más libre posible.
- Al cabo de un par de minutos, contén la respiración durante unos pasos.

Observa la diferencia. ¿Son distintas tus zancadas cuando contienes la respiración? ¿Mueves los brazos de la misma manera? ¿Te cuesta más caminar?

✗ *Las inspiraciones profundas mejoran la respiración*

Si haces una inspiración profunda, es probable que lleves la cabeza hacia atrás y arquees la espalda, lo que tensará los músculos del pecho y la caja torácica. Lejos de tener un efecto beneficioso, esto obstaculiza el movimiento natural de las costillas, los pulmones y el diafragma. La tensión muscular excesiva es siempre enemiga de la respiración libre y coordinada, y probablemente todo cuanto hagas para mejorar tu respiración empeorará las cosas. Con el siguiente ejercicio comprobarás que la tensión excesiva no ayuda a una respiración libre y fácil.

EJERCICIO 11

- Presta atención a tus sensaciones en el área de la caja torácica, tanto por delante como por la espalda. A continuación, inhala profundamente cuatro o cinco veces seguidas.

¿Qué has notado? ¿Has percibido alguna tensión al hacer este ejercicio?

Aunque es posible que notes que el pecho y las costillas se mueven más, no se trata de un movimiento libre ni fácil. Si haces a menudo inspiraciones profundas, tendrás problemas, porque los músculos estarán cada vez más tensos, y esto acaba por obstaculizar una buena respiración y empeorar el problema.

✘ Es beneficioso utilizar los músculos accesorios de la respiración

Cuando el sistema respiratorio funciona como la naturaleza lo ha previsto, no requiere esfuerzo. Los pulmones se llenan y se vacían suavemente, sin que tengas que hacer nada. Pero si utilizas una tensión innecesaria para respirar, pierdes este movimiento natural y debes hacer un gran esfuerzo para llenarte los pulmones de aire; utilizas de forma innecesaria los músculos accesorios porque así tienes la sensación de respirar mejor.

Estos músculos están situados sobre todo en el pecho, el cuello y los hombros. Entre ellos se incluyen los siguientes:

- *Los escalenos, que elevan las dos primeras costillas.*

- *El esternocleidomastoideo, que eleva el esternón.*

- *El trapecio, que levanta la caja torácica.*

- *Las aletas nasales, que abren los orificios de la nariz.*

Los efectos negativos de un uso excesivo de los músculos accesorios se parecen a los de la respiración profunda. Si empleas esos músculos para inspirar y espirar, caerás en la respiración superficial, porque tendemos a elevar el pecho cuando desciende el diafragma y a bajarlo cuando se eleva el diafragma. Se denomina *espiración paradójica,* justo lo contrario de la respiración natural, y no es bueno para la salud.

Como ya vimos en el capítulo 2, el diafragma desciende con cada inspiración y crea un vacío en los pulmones, que automáticamente se llenan de aire. Cuando espiras, el diagrama sube en forma de cúpula y expulsa el aire de los pulmones. El ejercicio 12 (en la página siguiente) te ayudará a determinar si llevas a cabo la respiración paradójica.

EJERCICIO 12

1. Al exhalar, deja caer los hombros y el pecho.

2. Al inhalar, levanta el pecho.

¿Te ha parecido natural? Si estos gestos te resultan familiares, es probable que hayas estado respirando de forma paradójica. ¿Notas que esto no mejora tu respiración, sino todo lo contrario?

EJERCICIO 13

1. Prueba ahora lo contrario. Al exhalar, visualiza el diafragma que se eleva inflado en tu pecho. En otras palabras, tu cuerpo crece con la exhalación.

2. Al inhalar, visualiza el diafragma que desciende y se aplana dentro de tu caja torácica.

¿Puedes notar la diferencia entre el ejercicio 12 y el 13? Te recomiendo que practiques este último siempre que puedas, porque te ayudará a mejorar la respiración.

✗ La respiración diafragmática es la correcta

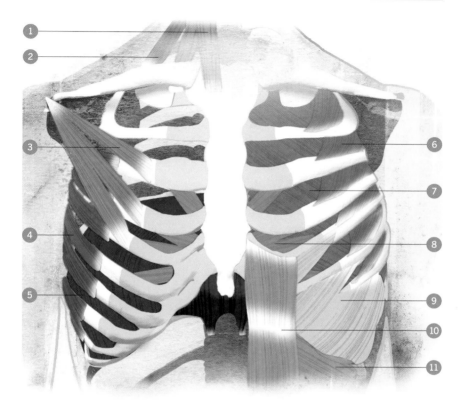

1. Músculo esternocleidomastoideo

2. Músculo escaleno

3. Músculo pectoral menor

4. Músculo serrato anterior

5. Diafragma

6. Músculo intercostal externo

7. Músculo intercostal interno

8. Músculo torácico transverso

9. Músculo oblicuo externo

10. Músculo recto abdominal

11. Músculo oblicuo interno

Otro mito es el de que la respiración diafragmática mejora la respiración. El problema de este enfoque es que aísla uno o dos músculos a expensas de los demás.

Aunque el diafragma es el músculo principal de la respiración, no es el único. Respiras mejor cuando todos los elementos del sistema respiratorio funcionan de forma coordinada. La respiración no compete solamente al diafragma, los pulmones o el abdomen, sino a todos los músculos y elementos respiratorios dentro y alrededor del tórax. De hecho, tienes un músculo dentro de la caja torácica y debajo del esternón llamado *transverso del abdomen* que también participa en la respiración. Es preferible no pensar en partes separadas; una buena respiración implica una coordinación de todo tu ser. No tienes más que observar a un bebé dormido, verás cómo todo su cuerpo se mueve.

«Una buena respiración implica una coordinación de todo tu ser.»

✘ La respiración abdominal es beneficiosa

Hay una idea errónea muy extendida, y es que la respiración ocurre principalmente en el abdomen. El abdomen se mueve, pero los pulmones y el diafragma no están alojados en él. Sin embargo, muchas personas, incluidos profesionales médicos, entrenadores de voz, profesores de yoga y monitores de gimnasia, te animan a respirar tensando tus músculos abdominales. Te aconsejan que practiques la respiración abdominal, que te coloques un libro pesado sobre el estómago y que intentes que se mueva arriba y abajo. Este consejo parte de la idea equivocada de que «respirar desde la barriga» te ayudará a respirar más plena y profundamente; esto es reemplazar un mal hábito por otro todavía peor. Sacar y meter la barriga hará que tu cuerpo se mueva más al respirar, pero a costa de provocar tensión en muchos músculos. Si sobrecargas los abdominales para respirar, presionarás sobre tus órganos internos, lo que puede llevar a la distensión o el colapso del sistema musculoesquelético. Además, esta práctica puede contribuir a causar diversos problemas posturales y de salud.

EJERCICIO 14

- Túmbate en el suelo y, durante un minuto, intenta respirar sacando y metiendo el abdomen.

¿Has notado cómo se tensa y se distiende todo tu cuerpo?

✖ Cuando respiras, tu pecho debería moverse poco o nada; el movimiento debe estar en la zona abdominal

Respirar es vivir, y la vida es movimiento. Huesos y músculos deben estar libres para responder al movimiento de la respiración. Si mantienes unas partes inmóviles mientras otras se mueven, obstaculizas la respiración. La inmovilidad reduce la capacidad pulmonar y la capacidad del cuerpo para tomar y expulsar aire. Puede provocar tensiones musculares que afectan a la postura corporal y son dolorosas.

Más que pensar en cómo respirar, deja que el aire entre y salga de tu cuerpo sin obstáculos. Los ejercicios del capítulo 7 (páginas 89 a 101) te ayudarán. Por el momento, abandona cualquier idea sobre cómo deberías respirar y sobre dónde deberías dirigir el aire o qué parte se tiene que mover. Tu mente inconsciente y tu cuerpo saben perfectamente cómo respirar en cada momento. Piensa en la parte superior de tu cuerpo como un receptáculo tridimensional de la respiración que se mueve tanto por la parte anterior como por la posterior (de hecho, hay más tejido pulmonar en la parte posterior de tus costillas que en la parte anterior). Los pulmones están ubicados hacia la parte trasera del tórax y se extienden hasta la zona de los hombros. Cuando respiras se mueve toda la zona de la caja torácica. La expansión de las costillas y el diafragma es lo que aumenta las dimensiones internas del tórax y lleva a la inhalación. De modo que es lógico que haya movimiento en la zona de los pulmones, que son los que se expanden y se contraen.

No olvides lo que descubrió Alexander: para superar sus propios hábitos de respiración cuando declamaba dejó de hacer esfuerzos innecesarios y prestó atención a todo su cuerpo, no solo a determinadas partes. Tuvo que aprender a encontrar un nuevo equilibrio en su cabeza para relajar los músculos del cuello, el pecho y los hombros. Este nuevo equilibrio afectó incluso a sus piernas y a sus pies. Una vez que su cuerpo empezó a funcionar de manera unificada, el problema desapareció.

✘ Es mejor expulsar todo el aire antes de inhalar de nuevo

En realidad, vaciar completamente los pulmones no es necesario, ni posible. Los pulmones han de contener algo de aire o sufrirías un colapso respiratorio. Siempre debe haber un mínimo de presión atmosférica en los pulmones.

Aparte del volumen de aire que contienen, los pulmones aportan un continuo flujo a la respiración. Intentar vaciarlos totalmente es perjudicial porque provoca una detención del movimiento del cuerpo que afecta a la cabeza, el cuello y la espalda. Lo único que debes hacer para mejorar tu respiración es seguir la exhalación hasta que se detenga de forma natural. No te esfuerces por expulsar todo el aire, porque crearás más tensión. Obstaculizarás el ritmo natural de la respiración si impides la entrada de la siguiente bocanada de aire.

El primer paso para mejorar tu respiración es abandonar las ideas preconcebidas sobre cómo tienes que respirar.

«Abandona toda idea preconcebida
sobre cómo tienes que respirar.»

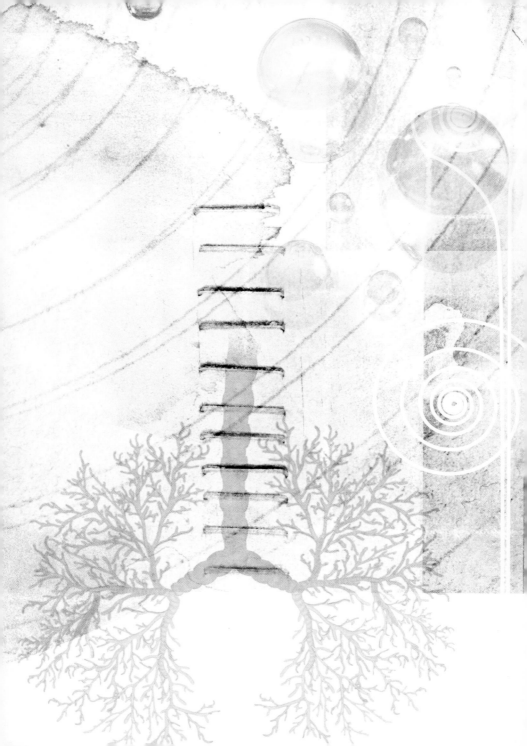

CAPÍTULO CINCO

Problemas respiratorios

· ·

Deja de hacer las cosas de forma
incorrecta y lo correcto se hará
por sí solo.

F. Matthias Alexander

La respiración en el mundo moderno

Los desórdenes respiratorios son una de las principales causas de enfermedad en todo el mundo; solamente el asma afecta a 235 millones de personas, y la cifra va en aumento. Las causas de las enfermedades respiratorias son variadas y muchos factores pueden desencadenarlas: el polvo, la polución y la alergia al pelo de animal entre ellas. Sea cual sea la causa, respirar correctamente suele ser de ayuda. Y aunque no tengas un problema respiratorio propiamente dicho, es posible que tu respiración sea poco eficiente debido a una mala postura, lo que a la larga puede derivar en problemas respiratorios.

En la actualidad pocas personas respiran bien de forma natural. Vivimos en una actividad frenética, vamos continuamente de un sitio a otro, a veces incluso sin movernos del sitio, porque trabajamos frente al ordenador. En esta «era de la velocidad» es normal que sufras tensiones y adquieras malos hábitos; la sensación de falta de tiempo te lleva a respirar de forma acelerada y superficial. Todo lo que piensas, sientes y haces afecta a tu respiración. Si tienes miedo, tu respiración y tus pulsaciones se hacen más rápidas, y cuando te llevas una sorpresa o coges un objeto con torpeza, contienes el aliento sin darte cuenta. Nos enfrentamos a diario a muchos más estímulos que nuestros abuelos, y esto incide en la respiración. Entre los estímulos modernos están los iPads, la televisión, el correo electrónico, el tráfico de las carreteras y los plazos demasiado cortos para entregar trabajos. Este bombardeo de estímulos tiene un gran impacto en la forma de respirar.

Tu postura habitual y tu manera de moverte también influyen en tu respiración. Con tu forma de caminar, sentarte y levantarte puedes crear más tensión muscular de la necesaria, lo que te lleva a adoptar malos hábitos que obstaculizan el reflejo respiratorio. Tras una década sentados frente a un pupitre, con la espalda encorvada, pocos niños salen del colegio sin alguna alteración respiratoria... ¡y entonces se sien-

«La sensación de falta de tiempo te lleva a respirar de forma acelerada y superficial.»

tan frente al ordenador! La mala postura puede deformar el cuerpo hasta el punto de que la caja torácica se hace más pequeña y estrecha y deja menos espacio a las costillas y los pulmones. La falta de espacio te puede llevar a tomar inspiraciones más pequeñas y rápidas para obtener el aire que necesitas. Con el tiempo, esta forma de respirar se convierte en habitual y llega a parecerte normal. La postura es un tema muy importante. Hablaremos más de ella en el capítulo 10.

Aunque hay muchas personas con malos hábitos respiratorios, pocas son conscientes del problema. Sin embargo, si modificamos hoy nuestra respiración, nos evitaremos muchos problemas en el futuro.

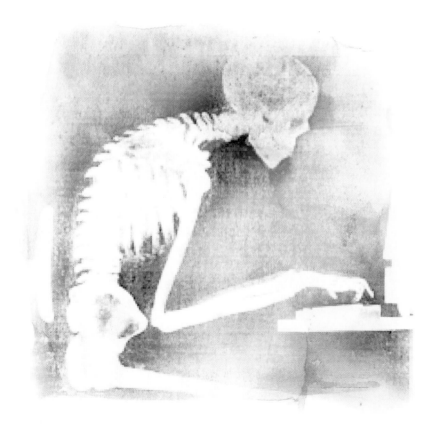

Problemas respiratorios

Existen muchas enfermedades pulmonares, algunas con síntomas parecidos, pero la gravedad y la duración de estos síntomas puede variar considerablemente. Puede tratarse de enfermedades agudas (cortas y relativamente graves) o crónicas (de larga duración). Algunas de estas enfermedades crónicas, como el asma, el enfisema y la bronquitis, pueden ser más o menos graves y empeorar rápidamente si se desarrolla una infección pulmonar.

Los síntomas de las enfermedades pulmonares varían de una persona a otra. Hay personas que tienen síntomas débiles o que no tienen síntomas en absoluto. Si no hay sintomatología, la enfermedad se detecta a partir de un reconocimiento médico, un examen radiológico o un test para determinar el estado de los pulmones. Los síntomas incluyen:

- *Un número excesivo de respiraciones por minuto.*

- *Decoloración azulada alrededor de la boca y de las uñas.*

- *Mucho ruido al exhalar o al inhalar.*

- *Retracción del pecho en la base del cuello al respirar.*

- *Quedarse sin aliento fácilmente.*

- *Toser.*

- *Aumento de la sudoración.*

- *Respiración sibilante.*

- *Falta de movimiento de las costillas o el esternón.*

Los médicos clasifican los desórdenes respiratorios en dos tipos: enfermedad pulmonar obstructiva y enfermedad pulmonar restrictiva.

Enfermedades pulmonares obstructivas

Así se denomina a las que dificultan la exhalación de la cantidad necesaria de aire. Se caracterizan por un aporte insuficiente de aire debido a una «obstrucción» que, por lo general, se agrava con el tiempo. Se le suele dar el nombre de EPOC (enfermedad pulmonar obstructiva crónica). También se conoce como «enfermedad obstructiva crónica de las vías respiratorias».

La persona que sufre este tipo de enfermedad tiene una respiración corta porque no puede expeler suficiente aire. Esta incapacidad se debe a un daño en los pulmones o al estrechamiento de sus vías respiratorias. El aire que exhala sale muy despacio, y como le sigue quedando demasiado aire en los pulmones, le resulta difícil inhalar. Las enfermedades pulmonares obstructivas dificultan la respiración, sobre todo durante una actividad física. En pocas palabras, el paciente no tiene tiempo para sacar todo el aire antes de la próxima inhalación. Estas enfermedades son la tercera causa de muerte en Estados Unidos y en Europa. Solamente las superan el cáncer y las enfermedades cardiacas. Hay tratamientos, pero ninguna cura.

Los ejemplos más corrientes de enfermedades obstructivas son:

○ *Asma*

○ *Enfisema*

○ *Bronquitis crónica*

○ *Bronquiectasia*

○ *Fibrosis quística*

○ *Asma*

El asma es una enfermedad inflamatoria pulmonar. Se caracteriza por una respiración dificultosa y sibilante, tos y opresión en el pecho. Los accesos de tos suelen sobrevenir de noche o de madrugada. Se considera una enfermedad pulmonar obstructiva porque está provocada por un estrechamiento de las vías respiratorias; durante un ataque de asma este estrechamiento se agudiza. Aunque está considerada una enfermedad crónica y no tiene curación, los síntomas pueden controlarse y a menudo prevenirse.

Hay diversas condiciones medioambientales que desencadenan ataques de asma en determinadas personas. Muchos asmáticos experimentan los síntomas después de un resfriado o una enfermedad vírica que les provoca la inflamación de las vías respiratorias. Los desencadenantes más habituales son contaminantes medioambientales como los ácaros, el polvo, el polen, los animales domésticos, el moho, el humo, los limpiadores químicos y la pintura. El marisco, la comida procesada y el vino también pueden provocar un ataque, al igual que el frío y la polución. Puede afectar a personas de cualquier edad, pero suele dar los primeros síntomas en la infancia. En Estados Unidos hay más de 25 millones de asmáticos, de los que alrededor de 7 millones son niños; más de 2 millones de visitas de emergencia a los hospitales se deben a ataques de asma. En el Reino Unido la proporción es similar; a diario mueren tres personas a causa del asma, y nada menos que 1,1 millones de niños y 4,3 millones de adultos reciben tratamiento contra esta enfermedad.

Los síntomas y los efectos son variados. En los niños, el precipitante más habitual de un ataque grave es una infección, como la de un resfriado común. Muchos enfermos de asma desarrollan síntomas durante un ejercicio intenso, como correr una carrera, en especial si hace frío; la razón es que los músculos que rodean las vías respiratorias se contraen. Algunos asmáticos estornudan cuando están en presencia de alérgenos, como la hierba y los animales. También el estrés emocional o mental puede desencadenar un ataque.

Los médicos tienen una larga lista de medicamentos para recetar, desde los inhaladores hasta los esteroides, pero solo para aliviar los síntomas, no para curar la enfermedad. En ocasiones los síntomas son leves y desaparecen por sí solos tras un mínimo tratamiento médico. Sin embargo, la inflamación suele estar siempre presente, y el asmático siempre estará expuesto a un ataque.

El ataque de asma puede dar miedo. Muchos asmáticos explican lo mucho que les asusta sufrir un ataque, y algunos sienten incluso que pueden morir. El miedo empeora las cosas, porque hace que los músculos se contraigan más. Con la medi-cación apropiada y en las condiciones apropiadas, sin embargo, es posible controlar el miedo. En la actualidad, la mayoría de los ataques de asma se pueden tratar. Es esencial evitar los desencadenantes, pero también desarrollar buenos hábitos respi-ratorios para mejorar la función de los pulmones, de día y de noche. Una vez que tengas el asma bien controlado, podrás reducir significativamente la medicación. Durante los últimos veinticinco años he enseñado la Técnica Alexander a muchos asmáticos y, tras aprender a respirar mejor –ejercicio 23, «el "ah" susurrado» (pági-nas 97-98)–, todos sin excepción han podido reducir el uso de los inhaladores Ventolin.

○ Enfisema

Se desarrolla un enfisema cuando los alvéolos pulmonares están dañados y pierden su elasticidad, por lo que no entra suficiente aire en los pulmones. Los antecedentes familiares, una historia de enfermedades pulmonares en la infancia, el tabaco y la exposición a los contaminantes (por ejemplo, en el lugar de trabajo) son factores que aumentan el riesgo de sufrir un enfisema. Tradicionalmente afectaba más a los hom-bres, pero en los últimos años ha aumentado el número de mujeres que lo padecen.

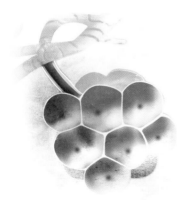
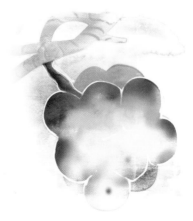

○ *Bronquitis crónica*

La bronquitis es una inflamación de los bronquios, los conductos que llevan el aire a los pulmones. Esta enfermedad produce tos, ahogo, respiración sibilante y sensación de opresión en el pecho. Hay dos tipos de bronquitis: crónica y aguda.

Con la bronquitis crónica, los bronquios inflamados producen mucha mucosidad, lo que lleva al enfermo a toser y a tener dificultad en tomar y expulsar el aire. Uno de los principales causantes es la inhalación de humo de cigarrillo, como fumador activo o pasivo. La exposición a humos y a polvo durante largos periodos de tiempo también puede producir bronquitis. El tratamiento alivia los síntomas, pero la bronquitis crónica es una enfermedad larga que va reapareciendo a lo largo del tiempo y que rara vez llega a desaparecer totalmente.

○ *Bronquiectasia*

La bronquiectasia es una enfermedad en la que las vías respiratorias pierden la capacidad de expulsar mucosidades. El moco ayuda a mantener las vías respiratorias libres de polvo, bacterias y otras partículas, pero con la bronquiectasia las vías respiratorias se ensanchan y no pueden expulsar el moco, con lo que el número de bacterias aumenta y el enfermo sufre repetidas infecciones pulmonares. Cada infección causa más daño a las vías respiratorias y dificulta la salida y entrada de aire en los pulmones.

○ Fibrosis quística

La fibrosis quística es una enfermedad genética que afecta a las glándulas que producen moco. El moco es una sustancia, normalmente líquida y pegajosa, producida por las células que tapizan el interior de la nariz y los pulmones. Sirve para conservar húmedos los pulmones por dentro, para que no se sequen y no se infecten. En el enfermo de fibrosis quística, sin embargo, el moco se espesa y se acumula en los pulmones, obstaculizando la entrada y la salida del aire. Al igual que sucede con la bronquiectasia, la acumulación de moco facilita la proliferación de las bacterias, lo que puede llevarlo a sufrir repetidas infecciones pulmonares que a la larga dañan los pulmones.

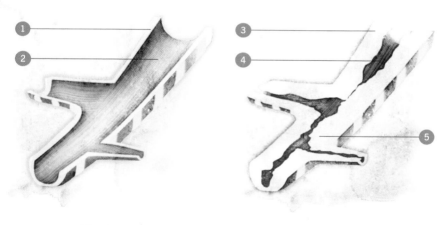

Vía aérea sana   *Vía aérea con fibrosis quística*

① Pared de la vía aérea   ③ Capa espesa de moco que bloquea el aire   ⑤ Infección bacteriana

② Capa fina de moco que recubre el interior   ④ Sangre en el moco

Fumar

Fumar es la principal causa evitable de enfermedad y de mortalidad en todo el mundo. Se calcula que provoca directamente el 80/90 % de las enfermedades pulmonares obstructivas y el 90 % de las muertes por cáncer de pulmón.

Los pulmones suelen empezar a funcionar peor tras años de consumo de tabaco. Normalmente, las personas que desarrollan una enfermedad pulmonar obstructiva empezaron a fumar a una edad temprana o fuman mucho. A medida que la enfermedad empeora, el enfermo siente que le falta el aire y se cansa más al llevar a cabo cualquier tarea, de modo que cada vez hace menos. En los últimos estadios de la enfermedad, el paciente se consume, literalmente, porque hasta comer o beber supone un esfuerzo demasiado grande.

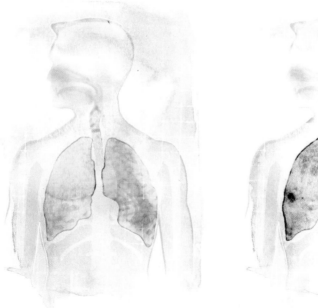
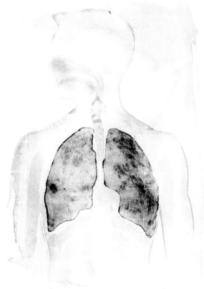

En pocas palabras, fumar disminuye la elasticidad de los pulmones. Respirar el humo del tabaco y otros productos tóxicos es la principal causa de las enfermedades pulmonares obstructivas. Puedes controlar y mejorar tu salud respiratoria simplemente reduciendo o –mejor aún– prescindiendo del hábito de fumar. Asimismo, debes evitar los lugares llenos de humo y de otros productos tóxicos. Hacer ejercicio, respirar aire puro y llevar una dieta sana también ayuda.

Enfermedades pulmonares restrictivas

Las enfermedades pulmonares restrictivas se caracterizan por la dificultad de los pulmones para expandirse; no pueden, literalmente, llenarse de aire, ni del que entra ni del que sale del cuerpo. Por lo general esto se debe a una rigidez de los propios pulmones. También puede deberse a otras causas, como cicatrices en los pulmones, rigidez de la pared torácica, debilidad muscular o daños en los nervios respiratorios. Los problemas posturales, como la escoliosis o una tensión muscular excesiva alrededor de la caja torácica, también restringen la entrada de aire.

○ *Apnea del sueño*

La apnea del sueño es una enfermedad muy común que puede tener un origen obstructivo o restrictivo. El enfermo de apnea del sueño deja de respirar una o varias veces mientras duerme, o bien hace inspiraciones superficiales. La longitud de las pausas puede ser de entre pocos segundos a más de un minuto, después de lo cual vuelve a respirar. Lo más habitual es una interrupción de unos 10 segundos, y la respiración se reanuda con un súbito jadeo o ronquido. Esto se repite varias veces durante la noche, y lo que empezó como el molesto hábito de roncar se puede convertir en un serio problema de salud. Más de dieciocho millones de adultos en Estados Unidos y unos tres millones en el Reino Unido sufren de apnea del sueño.

La apnea del sueño suele ser crónica y altera los patrones del descanso nocturno. Cuando la respiración se interrumpe o se torna superficial, el enfermo pasa de la fase de sueño profundo a la de sueño ligero, de modo que no descansa lo suficiente, lo que se traduce en cansancio al día siguiente. Este afecta a la concentración y, por consiguiente, supone un riesgo en actividades como la conducción de vehículos.

El tratamiento habitual es el dispositivo CPAP (siglas que corresponden en inglés a «presión positiva continua en la vía aérea»). Una bomba, conectada a una mascarilla con un tubo, empuja el aire a través de la boca y los orificios nasales. Los pacientes suelen encontrar este dispositivo incómodo y a menudo lo dejan al cabo de un tiempo, pero entonces vuelven a tener problemas.

Otros remedios son la cirugía para suprimir el exceso de tejido de las vías aéreas y un aparato en la boca que mantiene libre la entrada de aire. Estos remedios, sin embargo, no van al origen del problema. Lo primero que habría que hacer es mejorar la postura y los hábitos respiratorios.

Polución

La herencia genética y el hábito de fumar no son los dos únicos factores que hay que tener en cuenta cuando hablamos de enfermedades pulmonares. Los lugares insalubres donde la gente se ve obligada a vivir o a trabajar son una fuente de sufrimiento para personas de todo el mundo.

Lo que puede ayudarte

Muchas enfermedades pulmonares son progresivas. Si no las tratas, se agravan. Las técnicas de respiración que enseño en este libro pueden ayudar a paliar enfermedades como el asma, la bronquitis crónica, la apnea del sueño y el enfisema pulmonar.

Si te han diagnosticado una enfermedad respiratoria, ten en cuenta que modificar tu postura y tu respiración te resultará de gran ayuda. La historia del propio Alexander, que superó los problemas respiratorios que tenía desde la infancia, demuestra que si relajas voluntariamente las tensiones musculares innecesarias, empezarás a respirar de una forma distinta… y más saludable.

Cualquiera que sea tu problema respiratorio, los ejercicios de conciencia que presento en este libro te ayudarán a respirar de una forma más efectiva, lo que sin duda ayuda a prevenir posibles enfermedades.

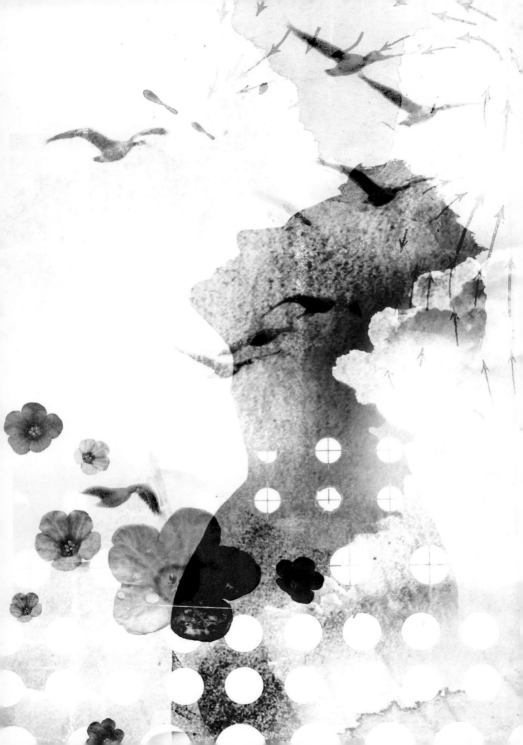

CAPÍTULO SEIS

Entender los principios de la respiración natural

··

La respiración es la vida;
y la capacidad respiratoria
es la medida de la vida.

F. Matthias Alexander

Los principios de Alexander

Mientras experimentaba consigo mismo, Alexander descubrió diversos principios para mejorar su postura y, en consecuencia, su respiración. La práctica de estos principios mejora radicalmente tu forma de respirar, tu postura y tu salud en general. Veamos, pues, estos principios que tanto pueden ayudarte a coordinar tu respiración. Son los siguientes:

○ *Inhibición*

○ *Direcciones*

○ *Unidad psicofísica*

○ *Percepción sensorial poco fiable*

○ *Control primario*

○ *Fuerza de la costumbre*

○ *Inhibición*

La inhibición, según los principios básicos de Alexander, es lo contrario de la volición; consiste en reprimir tu hábito o tu reacción automática. Desde que Sigmund Freud utilizó el término en sus escritos sobre psicoanálisis, este señala la supresión autoimpuesta de un comportamiento o una emoción, pero no es así como lo emplea Alexander. Aquí no hay supresión de emociones, solo una pausa para pensar cómo llevar a cabo una determinada acción, incluida la respiración, de la mejor manera posible.

Alexander comprendió que si quería cambiar su forma de respirar, primero tenía que inhibir (o evitar) sus hábitos respiratorios. Muchas personas inspiran demasiado rápido y así tensan los músculos de la caja torácica. Si aguardas un instante antes de inspirar, te das un tiempo para relajar tensiones innecesarias y puedes respirar de una forma más eficiente. Alexander estaba convencido de que basta con evitar los malos hábitos para respirar mejor.

EJERCICIO 15

1. Siéntate o túmbate en un lugar cómodo.
2. Presta atención a tu respiración, al aire que entra y sale por tu nariz. Sé consciente de cómo entra el aire en tus pulmones.
3. Al cabo de cinco o seis respiraciones, espera un par de segundos después de exhalar.

Notarás que tras esta pausa la inhalación es más calmada y requiere menos esfuerzo. Tal vez tengas que repetir este ejercicio varias veces hasta notar tu respiración más calmada.

○ *Direcciones*

Cuando Alexander quiso acabar con su hábito de acortar el cuello y echar la cabeza para atrás, se dio cuenta de que todo lo que añadía no hacía más que empeorar las cosas. Comprendió por fin que lo único que funcionaba era «pensar» que su cabeza se dirigía hacia delante y hacia arriba. Lo mismo ocurre con los hábitos respiratorios: si intentas cambiar tu forma de respirar «haciendo» algo, obstaculizas todavía más tu respiración. Alexander ideó lo que él denominaba *direcciones*: instrucciones verbales o visuales que se proyectan a la parte del cuerpo que adolece de un mal hábito o de un uso incorrecto. Por ejemplo, tu caja torácica se mueve poco, deberías imaginarte que se expande de forma tridimensional en cada inhalación.

Es importante entender que estas «direcciones» constituyen una parte esencial del proceso. Te sería útil tomar unas cuantas lecciones de Técnica Alexander para aprender a darlas correctamente. Es difícil dar estas direcciones si no has experimentado la calidad del tono muscular que buscas, y eso te lo enseñará un profesor cualificado. En el siguiente capítulo encontrarás direcciones concretas que te ayudarán a mejorar tu respiración.

EJERCICIO 16

1. Siéntate o túmbate en un lugar cómodo.
2. Respira durante un minuto. El siguiente minuto, en cada inhalación imagina tu caja torácica expandiéndose en todas direcciones y en cada exhalación visualiza cómo se reduce.

Intenta seguir solo estas direcciones y no hacer nada más para «ayudar». Así crearás espacio en tu zona torácica y respirarás de forma más natural y coordinada.

○ *Unidad psicofísica*

El tercer principio de la respiración natural dice que el sistema respiratorio funciona como un todo y es independiente de otros sistemas corporales. El sistema muscular puede afectar a la respiración de forma positiva o negativa. Utilizar uno de los músculos respiratorios sin tener en cuenta cómo funciona el sistema puede ser perjudicial. Tu respiración debe mantener un equilibrio con los demás sistemas corporales, y va unida a tu pensamiento y a tus sentimientos. Es decir, tu mente, tu cuerpo y tus emociones forman un todo de varias partes que se hablan y se responden. Por ejemplo, si te asalta el miedo, contienes el aliento; cuando tienes una experiencia agradable, tu pensamiento y tus emociones se calman y tu respiración se hace más tranquila. Tu respiración está intrínseca y extrínsecamente ligada a cuanto haces, piensas y sientes.

EJERCICIO 17

1. Túmbate en la cama y presta atención a tu respiración durante 5 minutos.
2. Observa en cuántas partes del cuerpo notas el movimiento.

¿Notas el movimiento en el pecho, las costillas y el abdomen?
¿Notas un movimiento más leve en los hombros, los brazos y las piernas?

A medida que tomas conciencia de tu respiración, percibes cómo se calman también tu mente y tus emociones.

○ *Percepción sensorial poco fiable*

La percepción sensorial poco fiable es una de las principales causas de descoordinación de los patrones respiratorios. Como habrás visto en el capítulo 4, muchas personas creen que sus pulmones son más pequeños de lo que son en realidad y no saben exactamente dónde están ubicados. Si quieres llevar a cabo los cambios que te permitirán poner en marcha una nueva y mejor forma de respirar, a menudo deberá hacer precisamente aquello que te parece erróneo. Alexander dijo en una ocasión:

«Lo correcto para nosotros es justamente lo último que haríamos si nos dejaran a nuestro aire, porque no sabríamos que es lo correcto. Todos queremos tener razón, pero nadie se detiene a evaluar si su idea de lo correcto es la adecuada. Cuando la gente está equivocada, tiende a considerar correcto aquello que no lo es.»

De modo que se trata de un problema bastante complejo. Está en tu naturaleza que respires de la forma que te parece correcta. No se te ocurre respirar de una manera que te resulta extraña y, sin embargo, es justamente lo que necesitas para cambiar tus hábitos. Alexander aconsejaba a sus discípulos que se atrevieran «a hacer lo aparentemente incorrecto», porque de esta manera podrían acertar. Es conveniente que sigas un curso de Técnica Alexander, porque sin querer podrías aumentar la tensión muscular y exacerbar cualquier problema. Los profesores de la Técnica Alexander saben ser observadores objetivos y detectarán si creas una nueva tensión cuando «intentas» arreglar lo que no funciona.

○ Control primario

Durante sus años de experimentación, Alexander descubrió que la relación entre la cabeza y el resto del cuerpo afecta a todos los sistemas, al funcionamiento del cuerpo. La eficiencia del control primario depende sobre todo de los músculos de la cabeza, el cuello y la espalda. Esos músculos tienen que mantener entre ellos una relación fluida para que el control primario actúe correctamente y sin obstáculos. El propósito del control primario es actuar como organizador del cuerpo y dirigir el funcionamiento de los músculos y los sistemas; así, controlar el complejo organismo del ser humano resulta sencillo. Hay que señalar que esta relación no es de posición, reside en la libertad de la cabeza con respecto al resto del cuerpo.

Cuando, por exceso de tensión muscular, acortas el cuello y echas la cabeza hacia atrás, obstaculizas el control primario. Esto incide en otros músculos y reflejos corporales y provoca una falta de coordinación y de equilibrio que afecta a la respiración. El hábito inconsciente, muy común, de acortar el cuello y echar la cabeza hacia atrás acorta la columna y presiona sobre la caja torácica. Esto afecta al sistema respiratorio, porque te lleva a una respiración acelerada y más superficial.

*«A menudo necesitamos hacer precisamente
lo que nos parece erróneo.»*

○ *Fuerza de la costumbre*

Alexander observó que todos tenemos hábitos inconscientes. No sería razonable esperar que pensáramos antes de cada movimiento. Muchos hábitos son inofensivos y te ayudan a moverte de forma más eficiente. Pero hay algunos que te perjudican, y por eso debes detectarlos y corregirlos. Ya sabemos que respirar rápidamente y de forma superficial es poco sano, pero todos tenemos hábitos posturales que interfieren con la respiración. Son demasiados para exponerlos todos, pero estos son los más comunes:

- *Tensionar los músculos del cuello.*

- *Apuntalar las rodillas hacia atrás.*

- *Arquear en exceso la espalda.*

- *Agarrar el suelo con los dedos de los pies.*

- *Empujar hacia delante las caderas mientras inclinas el torso hacia atrás.*

- *Tensar los hombros.*

- *Echar la cabeza hacia atrás.*

- *Mantener la caja torácica rígida.*

Es posible que tengas varios o todos estos hábitos. Para cambiarlos debes tomar conciencia de lo que haces de forma inconsciente. No puedes cambiar un hábito que está por debajo de tu nivel de percepción. Es importante entender los efectos que tienen estos hábitos en la respiración.

Los hábitos no constituyen una serie de acciones aisladas. Están conectados y juntos forman un todo integrado que se convierte en tu postura y tu forma personal de moverte. Para respirar de forma natural debes ser consciente de los hábitos que directa o indirectamente afectan a tu respiración. El siguiente ejercicio te ayudará a ser consciente de tus hábitos respiratorios. Puedes hacerlo sentado, de pie o tumbado. De hecho, sería bueno que lo hicieras de las tres maneras y compararas las diferencias. Empecemos de pie:

EJERCICIO 18

- Durante el ejercicio toma conciencia del movimiento en las costillas, el abdomen y la parte alta del pecho cuando respiras. ¿Es diferente en cada lugar?
- Nota dónde hay menos movimiento.

Repite el ejercicio sentado y tumbado. ¿Cambia el movimiento de tu respiración cuando cambias de postura?

Cuando respiras sin esfuerzo, las costillas, el abdomen y la parte alta del pecho se mueven al unísono. Si notas que una parte se mueve menos que las otras, puede que sin saberlo estés creando una tensión que obstaculiza tu respiración natural.

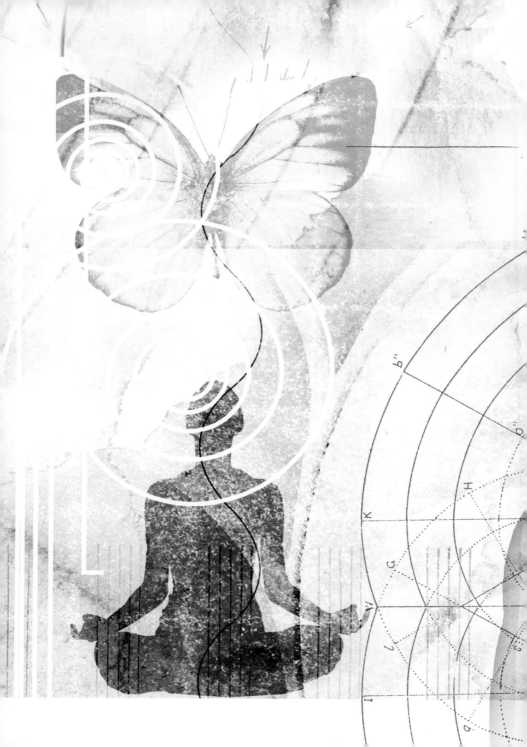

CAPÍTULO SIETE

Primeros pasos para mejorar tu respiración

·····································

La respiración es el puente que conecta la vida a la conciencia, que une tu cuerpo a tus pensamientos. Cuando sientas que tu mente se dispersa, utiliza la respiración para volver a tomar las riendas de tu pensamiento.

Thich Nhat Hanh

La tensión muscular

El antídoto natural para corregir la respiración defectuosa es relajar la tensión muscular y mejorar la postura. Las tensiones musculares innecesarias no solo dañan tu salud, también te privan del placer de una respiración armoniosa. El primer paso para corregirlo es relajar toda la tensión muscular que puedas. El exceso de tensión se acumula durante años y no lo percibes hasta que la espalda, los hombros o el cuello empiezan a dolerte. O hasta que te miras al espejo y te ves con una mala postura.

En posición semisupina

El ejercicio siguiente (véanse páginas 91-93) te ayudará a tomar conciencia de estos problemas y a relajar la tensión muscular inconsciente, que a menudo provoca patrones respiratorios ineficaces o dañinos. Dedícale unos 15 minutos.

Un auténtico cambio requiere un proceso largo. Es preciso tener paciencia y perseverar. Te será útil tomar notas sobre lo que experimentas cuando haces este ejercicio. Si por la razón que sea no te sientes cómodo, detén el ejercicio y vuelve a probarlo al cabo de una o dos horas. Repítelo en posición semisupina a diario durante una semana antes de pasar al ejercicio siguiente.

«El primer paso para recuperar nuestra forma natural de respirar es detectar dónde tenemos tensiones musculares y relajarlas todo lo posible.»

EJERCICIO 19

Preparación

Túmbate de espadas, con unos libros de bolsillo debajo de la cabeza. Procura que la cabeza no esté inclinada hacia delante ni hacia atrás y presione sobre la columna vertebral. El número de libros bajo la cabeza varía de una persona a otra y, en algunos casos, de un día a otro. Si estás tomando lecciones de Técnica Alexander, pregúntale a tu profesor. O sigue estas instrucciones:

1. Ponte de pie, de espaldas a la pared. Tus nalgas y tus omóplatos deben rozar la pared, pero sin apoyarse. No yergas demasiado la espalda porque provocarás tensiones, ni levantes la barbilla, porque echarás la cabeza hacia atrás.
2. Pídele a un amigo o un familiar que mida la distancia entre la pared y la parte trasera de tu cabeza.
3. Añade 2,5 cm a esta medida. Es aproximadamente la altura de libros que necesitas ponerte debajo de la cabeza.

Es preferible tener demasiados libros bajo la cabeza que demasiado pocos, pero cuida de que la postura no restrinja tu capacidad de respirar o de tragar. Si notas los libros duros, coloca encima una toalla o una capa de gomaespuma. Los libros te sirven de apoyo y de recordatorio contra el hábito de echar la cabeza atrás. Sin embargo, incluso con el apoyo de los libros puede que lo hagas, de modo que visualiza tu nariz inclinada hacia el pecho.

▶

Colócate en posición

Sigue estos pasos para colocarte en la posición correcta:

1. Túmbate de espaldas con la cabeza sobre los libros (véase página anterior). Tu espalda debería estar tan en contacto con el suelo como sea posible, pero no fuerces la posición.
2. Dobla las rodillas y coloca los pies lo más cerca que puedas de la pelvis. Los pies deben apoyarse en el suelo y las rodillas deben estar dobladas, de modo que la parte baja de la espalda se apoye de manera natural. Las rodillas miran hacia el techo (véase los consejos abajo).
3. Las manos reposan a los lados del cuerpo, con las palmas hacia abajo. Relaja los hombros y deja que reposen en el suelo.
4. Visualiza tu cuerpo reposando en el suelo y expandiéndose en todas direcciones.

Algunas personas sienten que las piernas tienden a caer una contra otra o hacia fuera. En cualquiera de estos casos, las instrucciones que encontrarás aquí debajo evitarán que crees tensiones.

- *Si tus piernas caen hacia dentro, junta un poco más los pies.*
- *Si tus piernas caen hacia fuera, separa un poco los pies.*

▶

Cuando te sientas preparado

La primera vez, haz el ejercicio durante 5 minutos. Poco a poco puedes ir ampliando el tiempo hasta llegar a los 20 minutos. A partir de aquí, intenta ponerte en esta postura 20 minutos cada día y observa en qué puntos notas tensión. Para relajarla, imagínate que esa parte se expande. Repasa mentalmente tu cuerpo en busca de tensiones. Puedes hacerlo siguiendo este cuestionario:

- *¿Noto mi parte izquierda distinta a mi parte derecha?*
- *¿Hay una parte de mi espalda que presiona más contra el suelo?*
- *¿Hay alguna parte de mi espalda menos en contacto con el suelo?*
- *¿Noto que la cabeza presiona contra los libros en que se apoya?*
- *¿Noto tensiones en las piernas o en los brazos?*

Para relajar la tensión que dificulta tu respiración, piensa en las siguientes direcciones:

- *Intenta liberar la cervical (la articulación cervical entre el cuello y la cabeza está al final de la columna, en un punto entre las orejas).*
- *Imagina que tu cabeza se separa del extremo de la columna.*
- *Siente que tu espalda se alarga y se ensancha (se extiende) en el suelo.*
- *Visualiza que tus hombros se separan uno de otro, que se alejan de la cabeza.*
- *Siente las costillas más móviles de lo acostumbrado.*

¿Y ahora qué?

Ahora que has practicado a diario el ejercicio durante una semana, este segundo ejercicio está pensado para alargar la exhalación y mejorar tu forma de respirar.

EJERCICIO 20

1. Túmbate en el suelo o sobre la cama en posición semisupina (véase ejercicio 19).
2. Haz una exhalación un poco más larga que la anterior.
3. Hazlo varias veces, cuidando de no forzarte ni ponerte en tensión. No es necesario «hacer» nada, simplemente alargar la exhalación.
4. Al exhalar más aire, crearás un vacío mayor en los pulmones. La siguiente inhalación será más profunda sin necesidad de que hagas nada.
5. Repítelo diez veces.

Una vez que te hayas acostumbrado a este ejercicio podrás hacerlo todas las veces al día que desees. Cuanto más lo hagas, más profunda y serena será tu respiración.

Mejorar la circulación del aire

Cuando te parezca que ya dominas el ejercicio 20 podrás practicar el que te explico aquí debajo, que consiste en exhalar.

EJERCICIO 21

Después de estar unos minutos observándote, como te explico en el ejercicio 19, prueba este sencillo ejercicio de soplar.

1. Saca el aire soplando lentamente, como si hicieras una pompa de jabón. No soples fuerte ni deprisa, porque tensarías los músculos y dañarías tu respiración.
2. Sopla cuanto puedas sin hacer fuerza, sin quedarte sin aire, porque necesitarías tomar aire de inmediato.
3. Cuando hayas terminado de soplar, no inhales de inmediato. Espera a que el aire entre por sí mismo y procura no contener el aliento ni entorpecer tu reflejo respiratorio natural. Respira por la nariz.
4. Repite este ejercicio seis o siete veces.

Con la práctica, tu respiración se alargará y se hará más profunda, más fluida. Con estos suaves soplidos vaciarás los pulmones de dióxido de carbono. El vacío que se crea en los pulmones hará que inhales de forma espontánea.

El siguiente ejercicio de respiración se denomina *So hum*. «Sooo» es el sonido de la inhalación y «hummm» es el de la exhalación. Este ejercicio no forma parte de la Técnica Alexander, proviene de la práctica oriental del yoga y la meditación, pero lo incluyo porque lo encuentro muy útil para mejorar la respiración.

EJERCICIO 22

1. Siéntate en un lugar cómodo: sobre un cojín, en una silla o con la espalda contra la pared. Coloca las manos abiertas bajo los muslos, con las palmas hacia abajo.

2. Concéntrate en el ritmo de la inhalación y la exhalación, como el de las olas que avanzan y retroceden sobre la arena.

3. Cuando te sientas en sintonía con tu respiración empieza a decirte silenciosamente «so» al inhalar y «hum» al exhalar. Extiende el «hum» todo lo que te apetezca.

Puedes hacer este ejercicio todo el tiempo que quieras. Muchas personas lo encuentran útil a la hora de calmar la mente y las emociones.

El «ah» susurrado

El siguiente ejercicio lo ideó el propio Alexander para ayudar a sus alumnos a reaprender a respirar de forma natural. Alexander decía siempre que no le gustaban los ejercicios porque podían perpetuar los hábitos, ya que no permitían que las personas pensaran por sí mismas. Sin embargo, este ejercicio le parecía una excepción porque enseñaba sobre todo la inhibición; enseñaba a la gente a no fijarse demasiado en los objetivos mientras aprendían a mejorar su respiración. Lo denominó «El procedimiento del "ah" susurrado». Lo puedes practicar de pie, sentado o tumbado.

EJERCICIO 23

Tómate tu tiempo para hacer los ejercicios. Siéntete a gusto con cada uno antes de pasar al siguiente. Es posible que tengas que hacerlos varias veces.

1. Siente las vértebras del cuello libres y relajadas, de tal modo que puedas mover la cabeza hacia delante y hacia arriba, lejos de la columna. Esto alarga la columna y ayuda a las costillas a estar más libres y más móviles.
2. La lengua debe estar relajada en el suelo de la boca, con la punta tocando ligeramente la primera fila de dientes. Esto permite que el aire entre y salga libremente.
3. Asegúrate de que tus labios y tus músculos faciales no estén tensos. Piensa en algo que te haga sonreír.

▶

4. Con cuidado, sin forzar, abre la boca y deja caer la mandíbula inferior. Si permites que la ley de la gravedad haga el trabajo, tu cabeza no se inclinará hacia atrás.

5. Susurra un «ah» mientras exhalas, hasta que te quedes sin aire. Es importante que no aceleres este paso ni intentes variar los pulmones alargando demasiado el «ah».

6. Cierra la boca suavemente. Inspira por la nariz hasta llenar los pulmones. No «tomes aire» voluntariamente, déjalo que te entre por la nariz y pase a tus pulmones.

7. Observa si al susurrar el «ah» se ha creado alguna tensión en tu cuerpo.

8. Repite el ejercicio siete veces.

En mi opinión, este es el «Rolls-Royce» de los ejercicios respiratorios, porque en pocos minutos calma y hace más profunda la respiración. El cuerpo toma mucho oxígeno y se desprende de gran cantidad de dióxido de carbono, lo que mejora significativamente la circulación de aire en los pulmones. Es tan efectivo que conviene incluso a las personas asmáticas si lo practican a diario. Para comprobar su eficacia, practica el experimento explicado en el ejercicio 24.

NOTA: Es esencial entender que la respiración es un acto reflejo. Si intentas hacer algo para mejorarla, solo conseguirás obstaculizarla. Lo que debes hacer es «no intervenir» y dejar que la naturaleza siga su curso.

EJERCICIO 24

1. Pídele a un amigo que te ponga la mano en el pecho o en el abdomen y cuente cuántas exhalaciones haces en un minuto.

2. Asegúrate de que respiras con normalidad; no te concentres en la respiración, piensa en otra cosa.

3. Cuando haya pasado el minuto, escribe el número de exhalaciones.

4. Repite el proceso, pero esta vez susurra «ah» en cada exhalación. Comprueba cuántas exhalaciones haces esta vez en un minuto.

Te sorprenderán los resultados. He visto casos de personas que han pasado de respirar dieciséis o diecisiete veces a solo cinco o seis veces por minuto.

La práctica del «ah» susurrado te ayudará a vencer los malos hábitos respiratorios y a conseguir un sistema más eficiente. Si vas a clase de Técnica Alexander, te aconsejo que practiques con tu profesor, ya que es fácil malinterpretar las direcciones. Y eso es porque puedes tener una percepción sensorial poco fiable (véase página 42); aunque te esfuerces en seguir las direcciones, puede que hagas algo totalmente diferente. En el punto 4 del ejercicio, por ejemplo, muchas personas echan la cabeza hacia atrás en lugar de dejar caer la mandíbula (algunas creen que están abriendo la boca de par en par cuando en realidad no separan los labios más de 2 cm). Si no tienes un profesor de Técnica Alexander, prueba de llevar a cabo el ejercicio del «ah» susurrado frente a un espejo. Esto te dará una pista sobre si sigues bien las direcciones.

CASO PRÁCTICO *Michaela*

Michaela siempre había tenido la sensación de que respiraba de forma superficial y a menudo sentía una suerte de cansancio en los músculos del tórax. También solía sentirse nerviosa, pero no fue esa la causa de que tomara clases de Técnica Alexander. A los veintinueve años empezó a sufrir intensos dolores en una cadera y de una pierna, que parecía incluso deformada cuando corría o caminaba. Estaba preocupada. Era estudiante de Economía y Sociología en la Universidad de Hamburgo y el dolor de la cadera no la dejaba estudiar.

Ya tras la primera clase de Técnica Alexander, el dolor empezó a remitirle, y en cada sesión se fue haciendo más leve, hasta que desapareció. Michaela notaba que su postura corporal mejoraba, lo que fue beneficioso para su forma de moverse, que se tornó más libre y más ligera. Le impresionaron tanto los cambios que la Técnica Alexander había traído a su vida que, al acabar sus estudios, decidió prepararse como técnica Alexander.

Poco tiempo después, cuando su marido empezó a trabajar como animador en Los Ángeles, Michaela tuvo la oportunidad de estudiar en el Alexander Training Institute, una experiencia que le encantó. En su segundo año, un profesor de Nueva York les dio una semana de clase sobre reeducación del sistema respiratorio. El profesor ayudó a Michaela a relajar las tensiones innecesarias en el diafragma y en el resto de los músculos relacionados con la respiración; le enseñó a observar la respiración, primero tumbada boca arriba en el suelo, en posición semisupina, y después sentada, de pie, caminando y hablando. Tras la primera semana, Michaela notaba el tórax mucho más flexible y sus costillas se movían mucho más con la respiración. Era una sensación placentera que no había experimentado en mucho tiempo.

Esta experiencia la dejó con una extraordinaria sensación de libertad en la caja torácica, más conectada con los movimientos internos de la respiración. Ahora veía los patrones perjudiciales de su vida anterior. Comprendió que cada vez que respiraba se causaba tensiones a nivel profundo de los músculos. Aprendió a relajar la tensión de la parte alta del pecho, del espacio intercostal, del abdomen y hasta de los músculos del suelo pélvico. También se sentía más calmada y relajada, capaz de pensar con claridad. Un fin de semana salió a caminar por las colinas que rodean la ciudad de Los Ángeles y sintió que había experimentado un gran cambio. En sus propias palabras: «Subí la montaña ligera como una cabra montesa. Me movía sin esfuerzo, sentía que tenía mucha más energía a causa del oxígeno extra que respiraba».

Michaela no olvidó esta experiencia, y desde entonces presta mayor atención a cómo respira. Se siente más conectada a la respiración, y hoy, veinte años después, sigue atenta a su respiración, que le resulta cada vez más liberadora. Se siente más segura de sí misma y sus amigos le dicen que irradia felicidad. Michaela lo atribuye a la mayor libertad de movimientos que nota en las costillas y el abdomen, lo cual permite que una mayor cantidad de oxígeno fluya por todo su cuerpo.

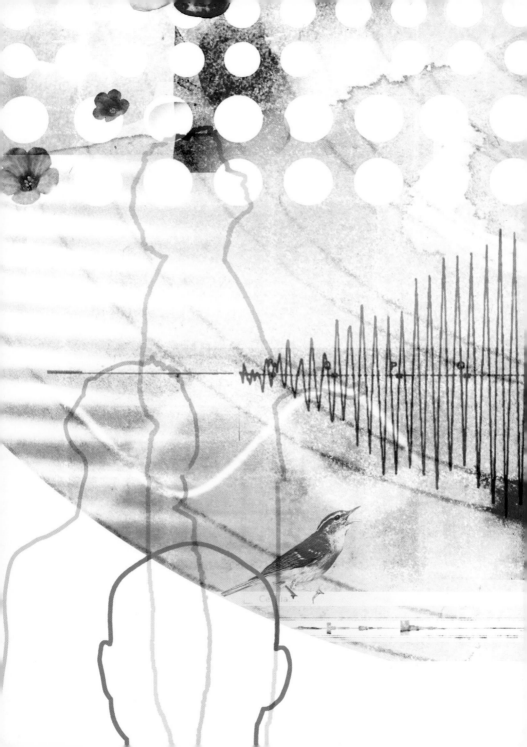

CAPÍTULO OCHO

La voz y la respiración

....

La voz humana es el instrumento más bello,
pero también el más difícil.

Richard Strauss

Encontrar tu voz

El funcionamiento de la voz humana es complejo. Si produce un sonido tan exquisito, es debido a su flexibilidad, adaptabilidad y expresividad. En una sola frase hablada intervienen muchos músculos de la garganta y del rostro. Cada palabra que pronuncias requiere un trabajo conjunto y perfectamente coordinado de la mandíbula, la

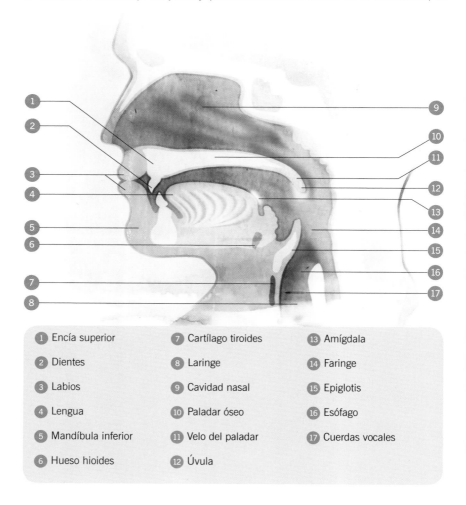

1. Encía superior
2. Dientes
3. Labios
4. Lengua
5. Mandíbula inferior
6. Hueso hioides
7. Cartílago tiroides
8. Laringe
9. Cavidad nasal
10. Paladar óseo
11. Velo del paladar
12. Úvula
13. Amígdala
14. Faringe
15. Epiglotis
16. Esófago
17. Cuerdas vocales

lengua y los labios. Cada palabra tiene un patrón de movimiento específico, y toda la información necesaria para pronunciarla se almacena en un área sensorial concreta del cerebro.

Tu voz revela a los demás lo que piensas y lo que sientes. Dependiendo del tono que uses, la frase «¿Otra vez estás ocupado?» puede transmitir muchos mensajes diferentes. Tu tono de voz revela si estás triste o alegre, si te sientes aburrido, emocionado, asustado o calmado. La forma de decir una frase puede cambiar su sentido. La actriz, poeta y cantante americana Maya Angelou lo expresó muy bien cuando dijo: «Las palabras significan mucho más que lo que pone en el papel. Necesitamos los matices de la voz humana para dotarlas de un significado más profundo».

La velocidad, el tono y la intensidad (o falta de intensidad) en tu forma de hablar definen tu carácter, tu temperamento y tu disposición. Tu manera de hablar, por otra parte, es la que te convierte en la persona que eres.

Todos necesitamos la voz para comunicarnos, y aunque no seamos muy duchos en cantar, recitar o hablar en público, está claro que tener una buena voz es esencial para comunicarse con claridad. Sin embargo, al igual que a diario realizas muchos actos de forma automática, a menudo hablas o cantas sin pensar demasiado en la voz, y sin saber siquiera qué es lo que te permite hablar. Saber cómo funciona la voz y qué componentes crean el sonido puede ser de utilidad para mantener una voz saludable y en buen funcionamiento. Así pues, veamos cómo funciona la voz:

Los principales componentes de la producción vocal son:

○ *La fuente de energía: los pulmones*

○ *El mecanismo vibrador: las cuerdas vocales*

○ *Las cajas de resonancia: la garganta, el interior de la boca y la nariz*

○ *Los articuladores: la boca, la lengua, los dientes y los labios*

○ *La fuente de energía*

La potencia de tu voz proviene del aire que exhalas. Como ya hemos visto, cuando inhalas el diafragma desciende y la caja torácica se expande para que entre aire en los pulmones. Cuando exhalas se produce el proceso inverso: el diafragma se eleva y expulsa el aire de los pulmones. Se crea una corriente de aire que sale por la tráquea y pasa a través de la laringe y las cuerdas vocales, que producen ondas de sonido, y estas son las palabras que pronunciamos. Cuanto más potente es la corriente de aire que pasa a través de la laringe, más fuerte es la voz que tendrás, siempre y cuando los resonadores funcionen bien. Si creas una corriente de aire fuerte y constante, emitirás sonidos fuertes y claros. De modo que uno de los factores que más influyen en tu voz es tu respiración. En resumen, no hay sonido sin respiración, porque hasta para susurrar necesitas aire.

EJERCICIO 25

- Intenta contener totalmente la respiración mientras dices: «Amaba Amanda a Amador, ya se le acabó el amor.»

Seguramente no podrás emitir ningún sonido. Si haces algún sonido, será involuntario, y se deberá a que se escapa algo de aire por la glotis (el espacio entre las cuerdas vocales)

○ El mecanismo vibrador

La laringe (o aparato fonador) está situada encima de la tráquea, donde se encuentra la nuez de Adán. En el interior de la laringe hay dos cuerdas (o pliegues) vocales que trabajan conjuntamente. Para producir un sonido, el aire entra en la laringe y pasa entre las cuerdas vocales, que se acercan una a otra. Estas cuerdas son músculos elásticos que vibran cuando el aire pasa entre ellos. Pueden vibrar a una frecuencia variable, entre cien y mil veces por segundo, dependiendo del tono del sonido que

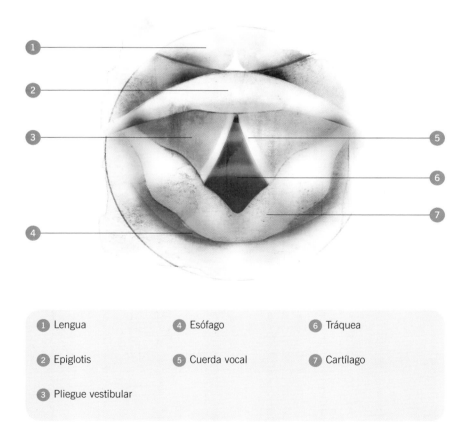

1. Lengua

2. Epiglotis

3. Pliegue vestibular

4. Esófago

5. Cuerda vocal

6. Tráquea

7. Cartílago

emitas. El tono viene determinado por la longitud, el grosor y la tensión de las cuerdas vocales, que están controladas por la laringe.

Las cuerdas vocales funcionan más o menos como un globo que se desinfla. Al apretar el cuello de un globo cuando se está desinflando, lo haces vibrar y produces un sonido agudo. Algo así es lo que ocurre cuando empujas el aire a través de las cuerdas vocales.

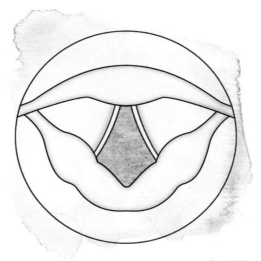

Cuerdas vocales separadas para dejar pasar el aire.

Cuerdas vocales acercadas para hablar.

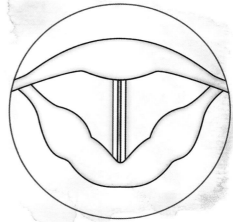

Cuando respiras con normalidad, las cuerdas vocales se separan (son abducidas), pero cuando cantas o hablas, las cuerdas vocales se acercan (son aducidas) para vibrar y crear así un sonido.

Los hombres suelen tener una voz más grave que las mujeres debido al tamaño de la laringe y a la longitud de las cuerdas vocales. Las de un varón adulto tienen normalmente una longitud de entre 17 y 23 milímetros, mientras que las de una mujer adulta suelen medir entre 12,5 y 17 milímetros. Esta diferencia de longitud hace que las voces masculinas generen vibraciones de alrededor de 125 hercios, mientras que las vibraciones de las voces femeninas son de unos 210 hercios. Las cuerdas vocales de los niños son más cortas que las de sus padres y, por lo tanto, sus voces generan normalmente más de 300 hercios.

Por sí mismas, las cuerdas vocales solo producen un zumbido parecido al de la boquilla de una trompeta. Necesitas los resonadores para convertir este zumbido en palabras.

EJERCICIO 26

- Intenta tararear juntando suavemente los labios.
- Notarás la vibración en la garganta, la boca, los labios y hasta en la nariz. Esta vibración la producen las cuerdas vocales con un movimiento de cientos de veces por segundo.

○ Las cajas de resonancia

El sonido que producen las cuerdas vocales se ve amplificado por las cavidades que quedan encima, incluidas la garganta, la boca y la nariz, que forman parte del sistema de resonancia. Aquí es donde se crea el volumen del sonido y su energía. Desde un punto de vista anatómico, las tres principales áreas de resonancia son la cavidad oral, la cavidad nasal y la cavidad faríngea.

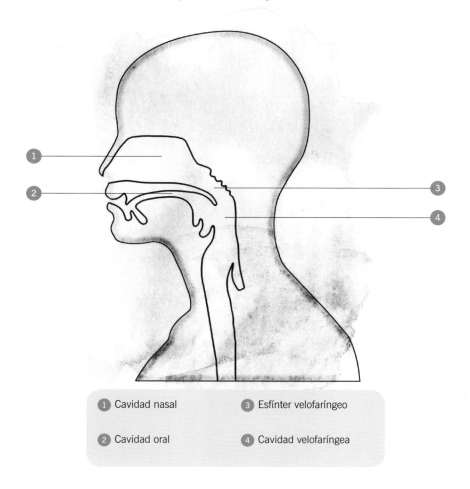

1 Cavidad nasal

3 Esfínter velofaríngeo

2 Cavidad oral

4 Cavidad velofaríngea

Las cavidades nasal, oral y faríngea son las que otorgan a la voz sus cualidades distintivas, como el tono, la entonación y el volumen. Estas cavidades son comparables a las de un instrumento de viento, como un trombón. Para que el trombonista pueda producir un sonido, el aire tiene que pasar de sus pulmones a su boca y a los labios. El aire vibra al entrar en la boquilla y produce un sonido que se ve amplificado cuando llega al instrumento. De manera similar se modifica la voz para crear todos los diferentes sonidos que producimos con la voz: susurrar, hablar, recitar, cantar, gritar, chillar…

EJERCICIO 27

- Emite un «ah» y abre la boca poco a poco. Primero deja caer la mandíbula y a continuación abre más la boca, lo que lograrás más fácilmente cambiando la forma de los labios.

Comprueba cómo cambia el sonido del «ah».

○ *Los articuladores*

Los sonidos del habla que producen las cuerdas vocales se sirven de la lengua, los labios, los dientes y la mandíbula y se ven de continuo modificados y alterados por estos articuladores móviles. Puedes emitir muchos sonidos diferentes dependiendo de lo que hagas con la lengua y la boca cuando cantas o hablas.

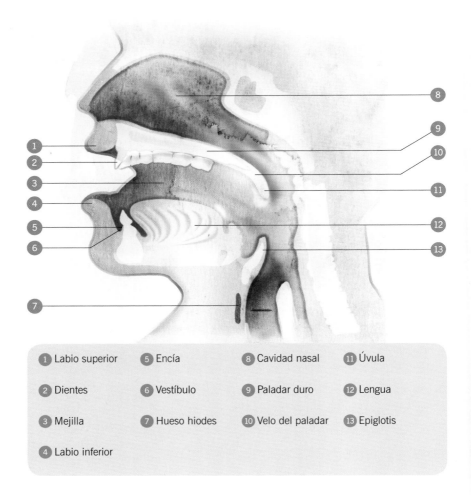

1 Labio superior   5 Encía   8 Cavidad nasal   11 Úvula

2 Dientes   6 Vestíbulo   9 Paladar duro   12 Lengua

3 Mejilla   7 Hueso hiodes   10 Velo del paladar   13 Epiglotis

4 Labio inferior

EJERCICIO 28

- Lo mismo que en el ejercicio 25, pronuncia la siguiente frase: «Amaba Amanda a Amador, ya se le acabó el amor». Pero esta vez cierra la boca y procura no mover la lengua ni los labios.

Así puedes ver qué sonido podríamos producir si no tuviéramos articuladores. ¡Nos costaría mucho entendernos!

EJERCICIO 29

- En este ejercicio no tienes más que probar los sonidos que eres capaz de hacer. Empieza con la «a», sigue con la «e», luego la «o» y finalmente la «i». Observa en cada momento los cambios que se producen con cada sonido.

¿Notas que las vibraciones son más fuertes en determinadas cavidades? Con estos experimentos notas los diferentes sonidos que podemos hacer.

Si la voz está sana, los cuatro principales componentes trabajan en armonía para producir sonido sin esfuerzo cuando hablas y cuando cantas. Pero ten en cuenta que sin respiración no podrías pronunciar una sola palabra y que cualquier cosa que interfiera en tu respiración –un exceso de tensión muscular en cualquier parte del sistema– afectará directamente a tu voz.

CASO PRÁCTICO *Ann*

Ann empezó a tener problemas respiratorios cuando era muy pequeña. Su madre se pasaba las noches sentada junto a ella, vigilándola para que no dejara de respirar mientras dormía. Le diagnosticaron bronquitis asmática. Cada vez que se resfriaba desarrollaba una bronquitis severa y se quedaba afónica; perdió casi cincuenta días de parvulario. Todavía recuerda sus esfuerzos por respirar por la noche, cuando todos los demás dormían.

Cuando entró en la adolescencia, sus accesos de bronquitis disminuyeron, pero empezó a sufrir ataques de asma. Ann cantaba en el coro de la iglesia y participaba en las actividades de la coral del instituto. Como era tímida, se sentía más cómoda en el coro o tocando la guitarra y cantando canciones populares. Cuando ingresó en una pequeña facultad de arte, sin embargo, le pidieron que cantara solos frente a un nutrido público, lo que le causaba mucha ansiedad. Le costaba tomar suficiente aire para producir sonido y tenía los hombros tan tensos que «parecían pegados a las orejas». En una ocasión en que tuvo que cantar un importante solo con la coral de la facultad, sentía como si tuviera una pelota alojada en su hombro derecho. Para su sorpresa, sin embargo, logró cantar.

Ahora Ann comprende que los hábitos físicos desarrollados durante su infancia y adolescencia le impedían tomar el aire necesario para producir el sonido que deseaba. Se le cerraba la garganta y al final de la actuación se sentía exhausta. Recuerda lo mal que lo pasaba en las pruebas para cantar. Un verano que hizo pruebas de audición para entrar en un programa de aprendizaje de ópera, recuerda haber entrado y salido del lugar de la audición, pero no guarda recuerdo alguno de la prueba en sí.

A los treinta años empezó a estudiar canto con una profesora que se formaba también como profesora de la Técnica Alexander. Un fin de semana asistió a un taller de Beret Arcaya, un profesor neoyorquino. De esto hace más de treinta años, pero Ann lo recuerda vivamente. Beret les explicó los conceptos de la Técnica Alexander, les hizo cantar y trabajó individualmente con cada uno de ellos. Para Ann fue una revelación, la pieza del puzle que faltaba para cambiar radicalmente su comprensión de lo que era respirar, cantar y actuar. Comprendió que las respuestas que buscaba estaban allí mismo. «Aunque parezca melodramático –dice–, pienso que la Técnica Alexander me ha salvado la vida. Al identificar los hábitos que no me eran útiles aprendí a estar presente, a calmarme, a respirar y a confiar en mi voz. Trabajar con un buen profesional que también era un cantante me ayudó a descubrir mi lugar en el mundo. Por primera vez en mi vida, entendí lo que estaba haciendo.»

A lo largo de las siguientes lecciones de Técnica Alexander, Ann empezó a desprenderse de las tensiones y los hábitos perjudiciales que había ido construyendo cuando solo aspiraba a cumplir las expectativas de los demás. Empezó a disfrutar con el acto de cantar en lugar de buscar un resultado y, en consecuencia, estaba más tranquila y más presente en sus actuaciones. Comprendió que su nerviosismo solo se debía en parte a su necesidad de demostrarse algo; la otra parte era el resultado de su postura física habitual. Gracias a su trabajo con la Técnica Alexander, su respiración se modificó y sus brotes de enfermedades respiratorias prácticamente desaparecieron, a pesar de las alergias estacionales que sufría. Se apuntó a un programa de doctorado y descubrió que se sentía cómoda hablando frente a un público amplio. Cada vez disfrutaba más cantando en todo tipo de locales. Estaba feliz al darse cuenta de que le habían regalado una nueva forma de pensar que le abría la puerta a un sinfín de posibilidades.

Finalmente, Ann se graduó como doctora de Artes Musicales y consiguió un trabajo como enseñante en una pequeña universidad de artes liberales donde la apoyaron en su intención de perfeccionarse como profesora de voz. Los estudiantes se sentían mucho más animados cuando comprendían las razones que les impedían cantar mejor, y Ann podía ayudarlos a llevar a cabo el mismo tipo de transformación que había hecho ella años atrás. De hecho, muchos de sus estudiantes reconocían que lo mejor de las clases de Ann era lo que les enseñó de la Técnica Alexander.

«Lo que más agradezco a los profesores de Técnica Alexander es que me han dado la oportunidad de trabajar y de compartir la alegría de mi transformación personal con los demás –dice Ann–. Ojalá hubiera estudiado esta técnica mucho antes. Creo que habría tenido un gran efecto sobre mi respiración y en mi canto. Habría sido una cantante mucho más alegre y expresiva.»

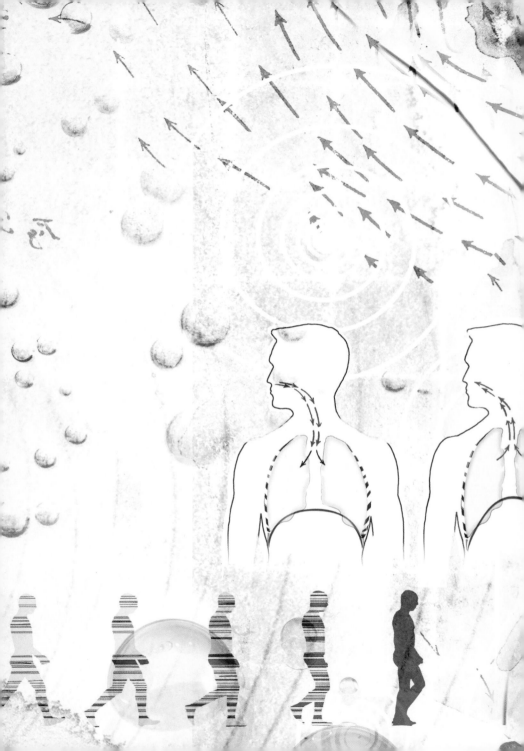

CAPÍTULO NUEVE

Respiración en acción

· ·

*Creemos que respiramos solamente
con los pulmones, pero de hecho es todo
el cuerpo el que respira. Los pulmones tienen
un papel pasivo. Se expanden simplemente
porque la cavidad torácica se hace más grande,
sobre todo hacia abajo, y se contraen cuando
la cavidad se reduce. En la respiración
intervienen los músculos de la cabeza,
el cuello, el tórax y el abdomen. Una tensión
crónica en cualquier parte de la musculatura
entorpece el movimiento natural de la
respiración.*

Alexander Lowen

Relajar la tensión muscular

Con los ejercicios del capítulo 7 podrás mejorar tu respiración hasta un cierto punto, pero si quieres que tu respiración funcione correctamente, es preciso que relajes las tensiones musculares. Todo lo que haces influye –para bien o para mal– sobre tu respiración; si haces las cosas con una tensión innecesaria y excesiva, no te quepa duda de que tu respiración se verá restringida. En cambio, si mantienes tu tensión en niveles mínimos, respirarás de forma libre y fluida.

Tus músculos requieren energía para funcionar y, por lo tanto, más oxígeno. Es fácil comprobar los efectos que tiene el movimiento en la respiración: basta con que arranques a correr para coger el bus o subas deprisa unas escaleras; en un instante, tu respiración se acelera para aumentar la entrada de oxígeno. Esto ocurre con cualquier movimiento, pero cuando el esfuerzo es pequeño no notas la diferencia. La forma en que utilizas el cuerpo influye en tu respiración. Si tus acciones –andar, hablar, sentarte, levantar peso– crean demasiada tensión, los músculos implicados necesitarán más oxígeno que si llevas a cabo estas acciones de forma eficiente.

Una mala utilización del cuerpo prolongada en el tiempo puede entorpecer gravemente la mecánica de la respiración natural. Aplicando la Técnica Alexander empiezas a funcionar de forma más eficiente y natural, de modo que reduces la tensión muscular y el desgaste del cuerpo. Esto mejora tu forma de respirar.

«La manera en que utilizamos el cuerpo
puede afectar a la respiración.»

Trátate bien

Muchas personas se quedan atónitas al descubrir cuánto esfuerzo innecesario invierten en acciones sencillas como sentarse o estar de pie. No tienes más que mirar a tu alrededor. Para algunas personas, el simple hecho de sentarse y levantarse puede ser un calvario. De hecho, muchas personas se hacen daño en los músculos de la espalda, en los nervios o en los discos intervertebrales con la simple acción de levantar del suelo un objeto ligero: un lápiz o un papel. Te puedes imaginar lo que supone para la respiración una tensión así.

Tal como dijimos en el capítulo 5, vivimos en la «era de la velocidad». Es probable que hayas crecido en un ambiente dominado por la presión de los objetivos y la falta de tiempo y que tus acciones nazcan a menudo de la respuesta automática de lucha-o-huida. El resultado es que creas demasiada tensión, y esta tensión se convierte en una forma de vida, hasta el punto de que los dentistas están comprobando que muchas personas aprietan los dientes incluso en sueños.

Si no notas la tensión extra que tienes acumulada es, sobre todo, porque ha ido creciendo poco a poco, y solo te das cuenta de que algo va mal cuando notas un dolor o una molestia. Incluso entonces te costará admitir que es tu tensión la que causa el problema; tenderás a pensar que es algo con lo que deberás aprender a vivir, como una escoliosis o una lesión de rodilla. En realidad, lo que sucede es que haces algo que daña tu espalda, tu rodilla o cualquier otra parte del cuerpo. Porque llega un momento en que el exceso de tensión entorpece tu coordinación natural, tu postura y, sobre todo, tu respiración.

En general ignoramos lo dañina que resulta para el cuerpo esta forma tensa de moverse. Sabes que algo va mal, pero ignoras la razón, y ni las técnicas más avanzadas, como los rayos X, la tomografía axial computarizada (TAC) o la resonancia magnética, muestran la enorme tensión que soportan tus músculos. Cuando tu cuerpo deja de funcionar con normalidad, visitas a un médico tras otro en busca de una respuesta que en general no te pueden dar. Pocas veces te preguntas: «¿Qué me estoy haciendo que pueda causarme este dolor?».

Comprender el movimiento

Cuando aprendes Técnica Alexander comprendes que eres responsable de tu dolor porque estás sobretensionando tu sistema muscular. A medida que aprendes a relajar las tensiones, el dolor disminuye de forma natural y acaba por desaparecer. Pero como la tensión se ha convertido en algo habitual, si no te ayuda otra persona, es difícil que la relajes o incluso que la detectes. Te has acostumbrado a cierto nivel de estrés en tu cuerpo y lo aceptas como natural. Los dos siguientes ejercicios te ayudarán a entender el poder de los hábitos.

EJERCICIO 30

1. Colócate de pie frente a un espejo.
2. Cruza los brazos en la forma que te es habitual.
3. Observa qué brazo queda delante y qué mano queda por dentro.
4. Ahora cruza los brazos de la manera inversa a como lo sueles hacer. El brazo que iba por delante irá ahora por detrás. La mano que quedaba escondida, queda ahora por fuera... (¡si te ha parecido muy sencillo, asegúrate de que no lo has hecho como siempre sin darte cuenta!).

«Empiezas a comprender que eres responsable de tu dolor.»

EJERCICIO 31

1. Exprime un limón o una naranja con la mano que utilizarías habitualmente.
2. Haz lo mismo con la otra mano.

Observa las diferencias en la manera en que llevas a cabo las dos acciones.

Al principio te parecerá extraño llevar a cabo estas acciones de una forma distinta a la habitual. Pero con un poco de práctica empezarás a asimilarlas como normales.

Cambiar los hábitos

Cuanto más arraigadas están tus costumbres, mayor obstáculo son para respirar, y al cabo de unos años respirarás más deprisa y más superficialmente de lo que conviene a tu salud. Esta forma de respirar se convierte en costumbre y te acaba pareciendo normal. Para respirar de forma natural debes librarte de las tensiones musculares, porque el diafragma, la caja torácica y los pulmones necesitan moverse sin esfuerzo. Un paso importante es aprender a desprenderte de la tensión innecesaria.

Y esto es igualmente cierto en el sentido inverso: al tomar conciencia de tu respiración, serás consciente también de tus movimientos y notarás que acumulas demasiada tensión en alguna parte y que probablemente lo llevas haciendo desde hace años o décadas. Un ejemplo de la manera en que un mal uso del cuerpo puede perjudicar tu respiración lo encontramos en la simple acción de recoger un objeto del suelo. Prueba el siguiente ejercicio:

EJERCICIO 32

1. Sitúate de pie ante una silla baja donde has dejado un bolígrafo.

2. Exhala susurrando «a» y recoge el bolígrafo sin doblar las piernas. Probablemente notarás que te es difícil respirar o que contienes la respiración.

3. Repite el paso anterior, pero esta vez dobla las rodillas y los tobillos para recoger el bolígrafo.

Normalmente doblamos la espalda para agacharnos, en lugar de doblar la cintura, las rodillas y los tobillos. Con este ejercicio percibirás que te es más fácil respirar si doblas las rodillas.

Inhibición en acción

La inhibición (un principio importante de la Técnica Alexander que se explica en los capítulos 3 y 6) consiste simplemente en detenerse un instante para tomar conciencia antes de llevar a cabo una acción cotidiana. Esto te ayuda a moverte con menos esfuerzo y con más facilidad, lo que implica menos gasto de energía y menos estrés. Los practicantes del movimiento consciente de Técnica Alexander suelen experimentar una notable mejora en su respiración, una mayor sensación de vitalidad. Una de las razones por las que los niños parecen tener energía sin límites es que se mueven y respiran de forma natural y coordinada en lugar de desperdiciar energía, como hacemos la mayoría de los adultos.

A lo largo de tu vida desarrollas diversos patrones de movimiento de los que no eres consciente; por lo general, los demás los conocen mejor que tú. Puede que respondas siempre de la misma manera a un estímulo determinado, independientemente de si la situación es la apropiada. Como muchos de estos patrones de movimiento son inconscientes, los repites una y otra vez sin darte cuenta.

Si antes de realizar una acción te detienes un momento para pensar cómo llevarla a cabo, no solo dejarás de provocarte tensiones innecesarias, te ahorrarás mucho tiempo. Proverbios como «Vísteme despacio, que tengo prisa» o «Anda despacio, si quieres llegar temprano» son adecuados en este mundo acelerado. Una vez que conoces tus hábitos respiratorios, también puedes aprender a inhibirlos.

EJERCICIO 33

1. Inspira conscientemente unas cuantas veces. A la tercera o la cuarta exhalación, detente un instante antes de volver a inspirar. Deja que la inspiración se haga por sí misma, sin ayuda de tu parte.

2. Repite varias veces este ejercicio. Resiste la tentación de tomar el aire conscientemente.

NOTA: Hay que recalcar que no es la mecánica respiratoria lo que inhibes, sino la costumbre de hacer un esfuerzo muscular para inhalar.

Otro ejercicio que te será muy útil:

EJERCICIO 34

1. Lee en voz alta unas frases de este libro. Cuando necesites respirar, hazlo por la boca.
2. Lee unas frases en voz alta, pero esta vez respira por la nariz.

Si una de estas dos maneras de respirar te parece la normal, probablemente es la tuya.

Es mejor respirar por la nariz, que está tapizada de pelillos que atrapan el polvo y otras partículas, a modo de filtro que impide que entre suciedad en los pulmones. Además, la nariz y la cavidad nasal calientan el aire antes de que llegue a los pulmones. Respirar por la nariz también ayuda a mantener libres los senos nasales. De forma que respirar por la nariz —algo que los niños hacen de forma instintiva— es mucho más saludable que respirar por la boca.

«Podemos aprender a inhibir nuestros hábitos respiratorios una vez que sabemos cuáles son.»

Desaprender malos hábitos

Podría decirse que la Técnica Alexander no es tanto el aprendizaje de algo totalmente nuevo como una manera de recordar lo que olvidamos hace mucho tiempo, porque de niños sabíamos respirar. Podemos definir la Técnica Alexander como el desaprendizaje de malos hábitos posturales o «la reeducación psicofísica del ser». En cualquier caso, es un aprendizaje de largo alcance, porque te permitirá responder a cualquier situación de una forma apropiada, a evitar tensiones y enfermedades en el futuro. Alexander dijo que no decidimos nuestro futuro, sino que decidimos nuestros hábitos –respiratorios o de cualquier tipo–, y los hábitos deciden el futuro. Es decir, que lo que hagamos hoy influirá en lo que nos ocurra más adelante.

Alexander dijo también: «Si dejas de hacer lo incorrecto, lo correcto se hará solo». En otras palabras, si dejas de bloquear tu mecánica respiratoria innata, empezarás a respirar de una forma natural y eficiente y te encontrarás mejor. Al principio el bienestar es temporal, pero al cabo de unas sesiones se convierte en una forma de vivir. Muchos de mis alumnos han encontrado el ritmo natural de una respiración saludable, que se lleva a cabo sin esfuerzo. Te animo a que, si puedes, te apuntes a un curso de Técnica Alexander, porque mejorará tu respiración y te será muy beneficioso.

«De niños, todos sabíamos respirar
de una forma natural.»

Caso práctico *Tina*

Tina llevaba unos meses tomando clases de Técnica Alexander cuando tuvo una experiencia que cambió su forma de respirar. Ocurrió mientras hacían un ejercicio de toma de conciencia con su profesora, Barbara Conable. De repente, Tina descubrió que, al inhalar, en lugar de dejar que sus costillas se abrieran, estaba cerrándolas y juntando sus escápulas, estrechando la caja torácica. Le sorprendió tanto esta contradicción que, cuando Barbara pidió un voluntario para hacer una demostración frente a la clase, Tina se ofreció sin dudarlo.

Cuando estaba tumbada boca abajo sobre la camilla, con un cojín bajo el pecho, Barbara le pidió que respirara de forma consciente utilizando la técnica del «ah» susurrado. Mientras tanto, la ayudaba a liberar el cuello, para que la cabeza de Tina se desenganchara del extremo de su columna. Tras unas cuantas respiraciones, Barbara le agarró el tobillo derecho y estiró, a fin de que la pierna de Tina se desenganchara de la pelvis; luego hizo lo mismo con la otra pierna. Ahora Tina tenía mucho más espacio en la pelvis y en la parte baja de su espalda. Esta liberación de las piernas, unida a la respiración consciente, le permitió liberar muchas tensiones musculares. Cuando se levantó, al final de la sesión, había crecido 5 cm y se sentía más integrada, un sentimiento totalmente nuevo para ella.

La toma de conciencia y la liberación corporal supusieron para Tina el inicio de un profundo cambio en lo físico y en lo emocional. Hasta el momento, Tina inhalaba todo el aire que podía antes de hablar y respiraba con la parte alta del pecho, que empujaba hacia delante a modo de protección. Ella lo denomina su «modelo de armadura», que empleaba inconscientemente para protegerse de experiencias desagradables que había tenido en el pasado. Al liberar la tensión alrededor del pecho, pudo liberar la del abdomen, que la había acompañado durante toda su vida. Tras esta experiencia se sintió más conectada a su cuerpo y a su respiración. Antes era consciente de lo que ocurría *fuera* de su cuerpo, pero no tenía apenas conciencia de lo que hacía *con* su cuerpo.

Cuando los músculos que habían soportado este modelo se relajaron, las emociones que retenían empezaron a salir a la superficie. En los meses que siguieron, Tina liberó muchas emociones reprimidas, y esto se manifestó en forma de lágrimas y risas. Por fin podía apreciar la íntima conexión entre la respiración consciente y la liberación de tensiones físicas y emocionales que han estado atrapadas en el cuerpo a resultas de un trauma o de experiencias desagradables del pasado.

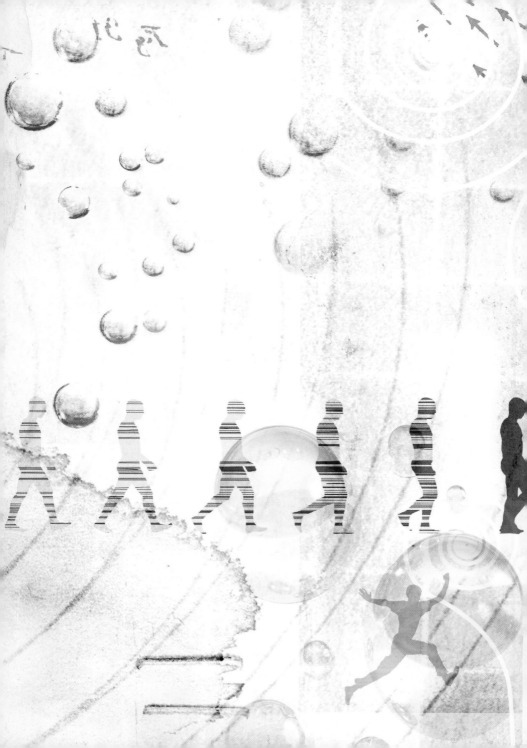

CAPÍTULO DIEZ

Mejor postura, salud y bienestar

· ·

Todas las tradiciones reconocen un eterno flujo
y reflujo que está estrechamente conectado con
la respiración. Cuando conectamos
conscientemente con este oleaje interior,
conectamos con el todo. Y en apariencia
es muy sencillo. Consiste en prestar atención
a la respiración. No hay que intentar
controlarla; simplemente observarla y
mantenerse en un estado natural y relajado.

Rumi

La postura estática

En el capítulo anterior hemos visto que la forma de moverse afecta a la respiración. En este capítulo descubriremos que puedes entorpecer tu respiración en una postura estática, ya sea de pie o sentado. La postura que adoptas habitualmente influye en tu forma de respirar; las dos cosas están inextricablemente unidas y no se pueden considerar la una sin la otra. Una mala postura es perjudicial para la respiración debido a la forma en que las costillas están unidas a la columna vertebral. Una curvatura en la columna, unos hombros encorvados o una espalda arqueada restringen el movimiento de las costillas, lo que afecta al de los pulmones. En resumen, los malos hábitos posturales limitan tremendamente la capacidad respiratoria.

Tu forma de sentarte

Gran parte de las malas posturas que adoptas a lo largo de tu vida las aprendiste en tu infancia, cuando ibas al colegio (véase capítulo 1). El otro día oí por la radio al director de una escuela hablando de la postura de los niños. Decía que los niños llegaban con una buena postura, miraban al profesor a los ojos y tenían ganas de aprender. Sin embargo, cuando acababan el colegio tenían malas posturas, ya no querían aprender y apartaban la mirada. «¿Qué les hacemos a nuestros hijos, en nombre de la educación?», se preguntaba. ¡Pues es una excelente pregunta!

Hasta los cinco años, la mayoría de los niños tienen una buena postura, pero cuando van a la escuela tienen que sentarse en una silla mal diseñada, con un asiento y un respaldo que se inclinan hacia atrás. Esta silla obliga al niño a echarse hacia atrás y hacia abajo; lo aleja del pupitre. Para escribir tiene que encorvarse, lo que compromete la capacidad de la caja torácica, el diafragma y los pulmones para moverse libremente y entorpece el sistema respiratorio. Es absurdo, si tenemos en cuenta que el trabajo escolar requiere que el cerebro funcione a pleno rendimiento

«Estar todo el día sentado y encorvado priva de oxígeno al cerebro.»

para absorber información. El cerebro necesita oxígeno para pensar, y estar todo el día sentado y encorvado priva de oxígeno al cerebro, lo que dificulta la concentración.

Esta postura se convierte pronto en la habitual. Encorvas la espalda cada vez que te sientas frente a un escritorio. Con el tiempo, te encorvas para hacer otras muchas cosas.

El siguiente ejercicio demuestra cómo cambia la capacidad de los pulmones cuando estás encorvado. Necesitas dos globos del mismo tamaño, aproximadamente.

EJERCICIO 35

1. Siéntate en una silla con la espalda razonablemente recta. Coge un globo, inspira profundamente y expulsa todo el aire por la boquilla, una sola vez. Ata rápidamente el cuello del globo para que no se escape el aire.

2. Intenta hacer lo mismo en posición encorvada. Inspira profundamente, sopla en el globo y ciérralo para que no se escape el aire.

Cuando compares los globos, comprobarás que el segundo es mucho más pequeño que el primero, una clara indicación de que la postura afecta a tu forma de respirar.

Puedes hacer el mismo ejercicio sentándote en una silla de asiento duro y a continuación en un mullido sofá.

Debes procurar tener una buena postura cuando estás sentado. Si tu silla o el asiento del coche se inclinan hacia atrás, elimina la inclinación con un cojín en forma de cuña. Y asegúrate de que sea de buena calidad, de gomaespuma dura; la blanda es más económica, pero menos efectiva para mejorar la postura. La primera vez, úsala solamente una hora, y luego ve aumentando el tiempo. Así, tus músculos se acostumbrarán a una nueva forma de sentarse. Al cabo de tres o cuatro semanas podrás sentarte así todo el tiempo que quieras. No obstante, por lo menos una vez cada hora, deberías levantarte y moverte. Estar sentado demasiado tiempo siempre es malo.

Los cojines en forma de cuña son muy útiles cuando tienes que inclinarte hacia delante: cuando escribes, comes, trabajas en el ordenador o conduces. También puedes usar una silla ajustable, de modo que puedas cambiar la posición del asiento y el respaldo para adecuarla a tu actividad. En la página 140 tienes una lista de sitios de venta *online* donde encontrarás cojines cuña y sillas ajustables de calidad.

Tanto los cojines en forma de cuña como las sillas ajustables son para utilizarlos en actividades; no para momentos de ocio.

Estar de pie

La forma de estar de pie también puede perjudicar a tu respiración. Estar de pie, lo mismo que estar sentado, es una actividad, más que una postura. Observa a un niño de pie y verás que no está inmóvil, sino que se balancea suavemente. Para los niños es un acto reflejo, no lo hacen conscientemente. Los adultos, en cambio, suelen adoptar una postura poco equilibrada y torpe. Y cuando intentan mejorar su postura adoptan una posición fija, pero ponerse recto, con los hombros hacia atrás, crea tensiones en todos los músculos, incluidos los que intervienen en la respiración. Una postura rígida es tan negativa para la respiración como una postura encorvada, o incluso más. Además, es probable que creas que estás recto y no lo estés en realidad. El sentido kinestésico te engaña, y puede que estés inclinándote hacia atrás, con la columna vertebral arqueada y la pelvis hacia delante.

El siguiente ejercicio te puede ayudar a tomar conciencia de la postura que adoptas cuando estás de pie:

EJERCICIO 36

- Quédate un par de minutos de pie en tu postura habitual. Tienes que sentirla como normal.
- Observa si estás apoyando más peso en una pierna que en otra, si una de las piernas soporta más tensión.
- ¿Te apoyas más en los talones que en los dedos de los pies, o viceversa? ¿Haces más presión hacia la parte exterior o hacia la parte interior del pie?
- Observa si tus rodillas están rígidas y tensas o si están relajadas y ligeramente dobladas.
- Observa tu respiración y qué parte de tu cuerpo se mueve.

Tras este ejercicio es probable que sientas que tus respiraciones son más profundas de lo habitual.

Una distribución desequilibrada del peso en los pies indica una mala postura, que requiere excesiva tensión y puede afectar a tu manera de respirar.

Para comprobar si estás en una postura equilibrada, utiliza un espejo. Si no tienes un espejo a mano, concéntrate en cómo distribuyes el peso del cuerpo en los pies. Si tu postura no es equilibrada, el peso recaerá sobre una parte de los pies: delante, detrás, en el exterior o en el interior. A base de fijarte en la forma en que distribuyes el peso, irás tomando conciencia de tu postura. El peso debería recaer sobre tres puntos en cada pie, una distribución que te da estabilidad. Un punto es el talón, el segundo es el antepié y el tercero está situado en la parte exterior del pie, junto al dedo meñique. Con solo dos puntos de apoyo tendrás menos equilibrio y, en consecuencia, necesitarás una mayor tensión muscular para mantenerte erguido.

Esta tensión extra puede ser perjudicial para tu respiración. Te resultará útil observar a otras personas; fíjate en su postura cuando están en una cola, por ejemplo; esto te ayudará a ser más consciente de tus hábitos.

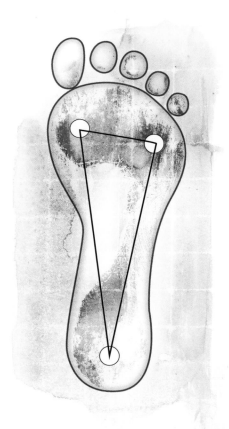

Mejora tu postura cuando estás de pie

No hay una sola manera correcta de estar de pie; de hecho, hay muchas maneras de hacerlo sin provocar tensiones innecesarias ni entorpecer la respiración, pero el equilibrio es clave. El ejercicio siguiente te ayudará a reducir la tensión de tu cuerpo en posición erguida, lo que beneficiará tu respiración:

EJERCICIO 37

1. Ponte de pie con los pies separados unos 30 centímetros. Esto te dará una base estable de apoyo. NOTA: la distancia se mide desde el borde interno de cada pie. Las personas altas tienen que separar los pies un poco más. Las personas bajas deben juntarlos un poco más.

2. Retrocede un pie unos 15 centímetros, de modo que el 60 % de tu peso corporal descanse sobre él. Colócalo con un ángulo de unos 45 grados con respecto al pie de delante; así evitas la tendencia que tenemos todos a apoyar el peso en una cadera, lo que afecta al equilibrio y la coordinación del cuerpo.

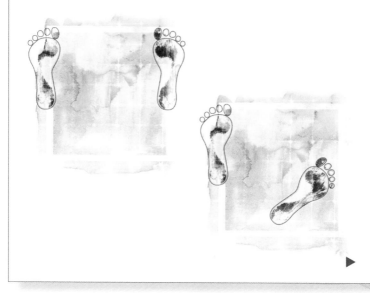

▶

Si notas que echas la pelvis hacia delante, imagínate que retrocede un poco, pero sin que el tronco se adelante (asegúrate de que esta acción la piensas solamente, no la llevas a cabo). Esto elimina la tendencia tan habitual a arquear demasiado la espalda cuando estamos de pie.

¿Observas algún cambio en tu respiración?

Vestimenta

Ya hemos visto que la respiración implica movimiento de los músculos respiratorios y que gran parte de este movimiento tiene lugar en la zona del abdomen y en la caja torácica. Conviene que la ropa no estorbe el movimiento en esa zona. Entre otras cosas, debes evitar las prendas que te aprieten. Si tienes dudas con una prenda, póntela y respira hondo durante un minuto. Así comprobarás si te aprieta.

El peligro de los tacones altos

También los zapatos pueden estorbar tu respiración. El doctor William A. Rossi afirma en su artículo «Por qué los zapatos imposibilitan una marcha normal» que por cada 2,5 centímetros de tacón, el cuerpo se inclina 10 grados hacia delante. Para evitarlo, la persona se ve obligada a modificar radicalmente el equilibrio de su estructura: la pelvis bascula hacia delante, con lo que resta apoyo a los órganos internos que están contenidos en el abdomen, las vértebras lumbares se arquean más para conservar el equilibrio y provocan tensiones en los músculos, tendones y ligamentos. Este desequilibrio hace, sobre todo, que los músculos se tensen, en especial en la cabeza, el cuello y la espalda, lo que provoca una retracción del cuello hacia atrás y hacia abajo y, en consecuencia, un acortamiento de la estructura corporal. Por supuesto, también afecta a la respiración. Cuanto más altos sean los tacones, más se inclina el cuerpo hacia delante y más se agrava el problema. Cuanto más planos sean los zapatos, mejor podrás respirar. Te recomiendo los zapatos Vivo Barefoot, que son muy planos y están especialmente diseñados para mejorar nuestra forma de andar.

Calma emocional

Los malos hábitos respiratorios afectan no solo a tu salud, sino también a tu serenidad y a tu bienestar emocional. Alexander fue uno de los primeros en comprender que cuerpo, mente y emociones son inseparables y que una respiración ineficiente incide negativamente en tu estado mental y emocional. De hecho, si te sientes emocional o mentalmente mal, respiras de forma errática, con respiraciones demasiado rápidas y superficiales. Y aunque no te quejes de problemas respiratorios te sentirás estresado, deprimido o a disgusto en tu piel. Un estilo de vida acelerado se refleja en la respiración. Si aprendes a respirar de forma natural, dejando que una respiración acabe completamente antes de inspirar de nuevo, reducirás tu estrés y muchos de sus efectos.

La respiración natural tiene un efecto poderoso. He visto a muchas personas reducir considerablemente un ritmo cardiaco demasiado alto o una presión sanguínea demasiado alta simplemente reaprendiendo a respirar mejor. A menudo nos dicen «respira hondo» para que nos calmemos, y la respiración se emplea en técnicas de meditación, yoga y artes marciales porque ayuda a conseguir un estado de calma y de equilibrio. Sin embargo, puedes ser consciente de tu respiración en cualquier momento; no necesitas estar en una clase de yoga, taichí o meditación. Si tomas conciencia de tu respiración, te convertirás en un ser humano más consciente y disfrutarás más de la vida.

«Una respiración ineficiente afecta negativamente a tu estado mental y emocional.»

El gozo de la respiración

La respiración natural puede ser uno de los grandes placeres de la vida. Sentir cómo los pulmones se llenan del aire que te aporta vitalidad y calma tu sistema nervioso puede ser muy agradable. Cuanto más natural, libre y completa sea tu respiración, mejor funcionarán tu mente y tus emociones, y todo te resultará más fluido. Cada nueva inspiración es una oportunidad para ser más consciente y más feliz, para decir adiós a las malas posturas y los hábitos mentales y emocionales que te perjudican. Al elegir tu forma de respirar, vives la vida con más pasión y energía.

La conciencia de la respiración te ayuda a permanecer en el presente, en lugar de pensar en el pasado o imaginar el futuro. Y esto lo puedes hacer en cualquier momento. Recuerda las palabras de Thich Nhat Hanh: «Cuando inspiro, calmo el cuerpo y la mente. Cuando espiro, sonrío. Me sumerjo en el momento presente y sé que es el único».

Recuerda que ya sabes respirar perfectamente, lo único que debes hacer es dejar de entorpecer tu respiración y permitir que todo funcione. Puedes disfrutar de la respiración consciente en cualquier momento y lugar. ¿A qué esperas?

«Deja de entorpecer tu respiración y permite que todo funcione.»

Recursos

SITIOS WEB ÚTILES

Richard Brennan tiene una consulta privada en Galway, Irlanda. En esa misma ciudad dirige el único curso para profesores de Técnica Alexander que existe en Irlanda. Brennan hace continuos viajes por Europa y Estados Unidos para impartir talleres semanales y de fin de semana. Puedes consultar la información en www.alexander.ie y en www.alexandertechniqueireland.com.

Formato audio (CD/mp3)

Cómo respirar

En este programa de audio encontrarás muchos de los ejercicios de toma de conciencia que se incluyen en el libro. Es una herramienta pensada para enseñarte a respirar mejor, a ir aumentando tu exhalación a fin de que la inhalación se produzca de forma natural. Está pensado para un uso continuado y te beneficia cada vez que lo usas. Lo encontrarás en:
www.alexander.ie/audio.html.

Autoayuda en posición semisupina

Una audioguía que es el complemento perfecto para este libro. Dura 40 minutos y te indica cómo liberar tensiones musculares. Esto te permite mejorar tu respiración y tu postura, y de paso te alivia el dolor de cuello y de espalda, las jaquecas y el estrés. Lo encontrarás en:
www.alexander.ie/audio.html.

DVD para la respiración

La película de Jessica Wolf *Art of Breathing*, de 18 minutos de duración, es la primera animación que muestra todos los músculos, huesos y órganos respiratorios en tres dimensiones. Nos permite apreciar el ritmo de la respiración coordinada. Muy útil para profesionales como actores, personal sanitario, profesores de yoga y de canto y fisioterapeutas. A los profanos en la materia les ayudará a corregir muchas ideas equivocadas. La respiración es un combustible muy potente que puede ayudar a resolver problemas y a devolver la vitalidad perdida. Lo encontrarás en:
www.jessicawolfartofbreathing.com/rib-animation.

Cojines correctores

Puedes encontrar más información sobre cojines en forma de cuña de calidad para la oficina y el coche en: www.alexander.ie/cushion.html.

Calzado

Más información sobre calzado diseñado teniendo en cuenta los principios de la Técnica Alexander en: www.vivobarefoot.com.

LECCIONES DE TÉCNICA ALEXANDER

Tomar lecciones de Técnica Alexander puede mejorar de forma radical tu respiración. Para encontrar profesionales cerca de tu lugar de residencia, contacta con una de las siguientes organizaciones (todos los profesores de estos sitios web han seguido una formación completa de tres años de duración):

REINO UNIDO:

Sitio web para profesores de la Society of Teachers of the Alexander Technique (STAT), la primera organización de Técnica Alexander y la que lleva más tiempo en funcionamiento.

ESTADOS UNIDOS

American Society for the Alexander Technique (AmSAT):
www.amsatonline.org.

AUSTRALIA

Australian Society of Teachers of the Alexander Technique (AuSTAT):
www.austat.org.au.

CANADÁ

Canadian Society of Teachers of the S. M. Alexander Technique (CANSTAT):
www.canstat.ca.

IRLANDA

Irish Society of Alexander Technique Teachers (ISATT):
www.isatt.ie.

NUEVA ZELANDA

Alexander Technique Teacher's Society of New Zealand (ATTSNZ):
www.alexandertechnique.org.nz.

SUDÁFRICA
South African Society of Teachers of the Alexander Technique (SASTAT):
www.alexandertechnique.org.za.

Para el resto de los países, diríjanse a:
www.alexandertechniqueworldwide.com.

OTROS SITIOS WEB ÚTILES
Sitios web de respiración y de voz:
«Art of Breathing», de Jessica Wolf:
www.jessicawolfartofbreathing.com.
Sitio web de Jane Heirich:
www.alexandertechniqueannarbor.com.
Sitio web de Georgia Dias:
www.voiceandalexandertechnique.eu.

Revista *Direction*
Una estupenda revista con información y artículos para profesores y estudiantes de la Técnica Alexander. En el sitio web encontrarás audios gratuitos, entrevistas en directo y más de 25 años de números atrasados:
www.directionjournal.com.

Otros artículos e informaciones interesantes:
www.ati-net.com.
www.alexandertechnique.com.

OTRAS LECTURAS
Otros libros de Richard Brennan
The Alexander Technique: Natural Poise for Health, Element Books, 1991.
The Alexander Technique Manual, Connections Book Publishing (nueva edición, 2017).
The Alexander Technique Workbook, Collins & Brown, 2011.
Back in Balance, Watkins, 2013.
Change your Posture – Change your Life, Watkins, 2012.
Mind and Body Stress Relief with the Alexander Technique, Harper Collins, 1998.
Stress: The Alternative Solution, W. Foulsham & Co Ltd, 2000.

Libros del propio Alexander
Constructive Conscious Control of the Individual, Mouritz, 2004.
Man's Supreme Inheritance, Mouritz, 2002.
The Universal Constant in Living, Mouritz, 2000.
The Use of the Self, Orion, 2001.

Libros sobre respiración y voz
Nicholls Carolyn, *Body, Breath and Being*, D&B Publishing, 2008.
Dimon Theodore, *The Body in Motion*, North Atlantic Books, 2011.
Heirich Jane, *Voice and the Alexander Technique*, Mornum Time Press, 2011.

Libros interesantes sobre Técnica Alexander
Barlow Wilfred, *The Alexander Principle*, Orion, 2001.
Barlow Marjorie, *An Examined Life*, Mornum Time Press, 2002.
Carrington Walter, *Thinking Aloud*, Mornum Time Press, 1994.
Conable Barbara y William, *How to Learn the Alexander Technique*, Andover Press, 1991.
Macdonald Patrick, *The Alexander Technique as I See It*, Sussex Academic Press, 1989.
Pierce Jones Frank, *Freedom to Change (Body Awareness in Action)*, Mouritz, 1997.
Vineyard Missy, *How You Stand, How You Move, How You Live*, Marlowe & Company, 2007.
Westfekdt Lulie, *F. Matthias Alexander: The Man and His Work*, Centerline Press, 1964.

Otros libros relacionados
Stough Carl y Reece, *Dr. Breath: The Story of Breathing Coordination*, Stough Institute Inc., 1981.
Tchich Nhat Hanh, *Peace is Every Breath: A Practice for Our Busy Lives*, HarperOne, 2011.
Tolle Eckhart, *A New Earth: Create a Better Life*, Penguin, 2005.
Tolle Eckhart, *The Power of Now: A Guide to Spiritual Enlightnment*, Hodder Stoughton, 1999.

Índice temático

acción
aletas nasales 57
habitual
hacer una pausa
no habitual
Véase también
movimiento
afonía 39, 40, 41
Alexander F. Mathias 19,
37,38-44, 48, 62, 65,
79, 84, 97, 125
alvéolos 23, 24, 35
Angelou Maya, 105
ansiedad 13
estrés
véase también depresión;
ansiedad antes de salir a
escena 13, 14, 114,
115
apnea del sueño 75-76
artes marciales 137
articulaciones
costovertebrales 26
asma 15, 48, 68, 70-71
desencadenantes 70
incidencia de 66, 70
infancia 70
medicación y tratamiento
15, 70-71
síntomas 70
técnicas de respiración
15, 71
ataques de pánico 13

Barlow, dr. Wilfred 15
boca, respirar por la 23
bulbo raquídeo 32

cabeza, retraer hacia atrás
y hacia abajo 40, 41,
42, 82, 85, 86
caderas, empujar hacia
delante 86
caja torácica 11, 26-28,
57, 62, 82, 100, 121
compresión de 85
rigidez 28, 86
cajas de resonancia 105,
109, 110-111
calma emocional 137
calzado 136-137
capilares 35
cartílago 18, 23, 26, 107
casos prácticos 100-101,
114-115, 126-127
cavidad faríngea 110, 111
cavidad oral 110, 111
cavidad torácica 33
deformación 67
expansión

centros respiratorios 32, 33
cilios 35
cojines en forma de cuña
132
columna vertebral
acortar 85
alargar 97, 126
arquear 132
doblar 122, 130, 131
echar la cabeza hacia
atrás y presionar 40, 41,
82, 85, 86, 91
conciencia 43, 86, 122,
126
de la respiración 137,
138
conciencia de la percepción
sensorial poco fiable 42,
49, 84, 99
véase también ejercicios
de respiración
consciente
contener la respiración 13,
49, 54-55
acumular dióxido de
carbono y 55
efectos adversos de 54-
55
estrés y 11, 54, 55
hablar y 106
tararear 109
control primario 85
coordinación de todo el
cuerpo 28, 30, 60, 62,
83, 85
costillas 25, 26, 28, 33,
57, 62, 130
costillas flotantes 28
CPAP (presión positiva
continua en la vía
aérea) 76
cuerdas vocales 105, 106,
107-109, 112
abducidas 108, 109
aducidas 108-109

decoloración azulada 68
dedos de los pies, agarrar
el suelo con 42, 86
depresión 13, 137
diafragma 25, 29-31,
34, 121
descenso/elevación del
30, 31, 32, 33, 57,
106
flexibilidad 30, 31
dientes, apretar 119
dióxido de carbono 14, 16,
20, 24, 32, 35, 98
acumulación de 13, 55
estrés y 55
direcciones 82
dolor 44, 62, 90, 100,
119, 120

Einstein, Albert 47
ejercicio del «ah» susurrada
97-98, 99
ejercicio So hum 96
ejercicios de respiración
consciente
acciones no habituales
120-121
aguantar la respiración
55
alargar la exhalación 94
bronquiectasia 72
bronquiolos 24, 35
bronquios 23, 24, 34-
35, 72
bronquitis 68, 114
aguda 72
crónica 72
caja torácica 28
capacidad pulmonar 131
diafragma 30, 31
direcciones 82
efectos de 14
enfermedades
respiratorias 66-76
agudas 68
crónicas 68
experimento de la A
susurrada 97-98, 99
forma de respirar,
conciencia 12, 87
primeros síntomas 68
véase también
desórdenes concretos
inhibición 81,123-124
mejorar la postura de pie
135-136
posición semisupina 90,
91-94
postura de pie 133
práctica del soplido 95-
96
pulmones, ubicación 51
recoger objetos 122
respiración abdominal 61
respiración armoniosa 21
respiración paradójica 58
respiración profunda 56
respiración Soo hum 96
respirar por la boca
52,53
tararear 109
unidad del cuerpo 83
voz 111, 113
enfermedad pulmonar
obstructiva crónica
(EPOC) 69
enfermedades respiratorias
véase enfermedades
pulmonares restrictivas
enfisema 68, 71
epiglotis 23, 107, 122
equilibrio 42, 62, 85, 133,
134, 135, 136
escoliosis 75
esófago 23, 104, 107

espalda
arquear demasiado 14,
56, 86, 130, 136
véase también columna
esternocleidomastoideo
57, 59
esternón 26, 28, 57
estilo de vida acelerado 13,
66, 119, 137
estornudar 68, 70, 72
estrés 48, 54
acumulación de dióxido
de carbono 55
asma y 70
círculo vicioso de 13
y patrones de movimiento
119
y respiración 13-14, 137
estructura del tórax 33
exhalación 33
aire residual en los
pulmones 25, 63, 69
alargar la 94
completa y sin esfuerzo
14, 16, 63
experimento del soplido
95-96
ruidosa 68
expresión emocional 11

fibrosis quística 73
Freud, Sigmund 80
fumar 71, 72, 74-75

glotis 106
gozo de respirar 138

hombros
encorvados 130, 131
tensos 86, 114

ideas erróneas sobre
respiración 49-63
infarto 20
inhalación 33
completa y sin esfuerzo
14, 16
en acción 122-123
inhibición 43, 80-81
ruidosa 68

laringe 23, 24, 40, 41, 42,
106, 107
depresión de 42
Lowen, Alexander 117

malos hábitos respiratorios
causas 48, 66
efectos perjudiciales 11
inicio de 11
reemplazar un mal hábito
con otro 61
mecánica respiratoria 32-
35, 106
meditación 7, 137

mente inconsciente 32, 62
moco 72, 73
movimiento
    acciones no habituales
        120-121
    formas estresantes de
        moverse 119
    mindfulness en 122
    patrones de movimiento
        123
    recoger objetos 122
movimiento consciente
    122
músculo torácico transverso
    59, 60
músculos de la respiración
    30, 33, 34
músculos del cuello,
    rigidez 86
músculos escalenos 57, 59
músculos respiratorios
    accesorios 49, 57

nariz
    respirar a través de 23,
        52-54, 124
    véase también vías
        nasales
nervio frénico 30, 32
niños
    asma 70
    postura 11, 66-67, 130-
        131, 132
    respiración 48, 60,
        124
    vitalidad 122

Oliver, Mary 2
oxidación celular 35
oxígeno 16, 20, 24, 32,
    34, 35, 98, 101
    falta de 20

pelvis 42, 132, 136
pleura 23, 26, 33
polución 48, 70, 71,
    75, 76
posición semisupina 90,
    91-94
postura 11, 42, 66-67,
    100, 119
    de pie 11, 132-134
    desaprender malos
        hábitos 43, 87, 125
    estática 130-136
    habitual 131
    mala 11, 66-67, 86,
        132
    niños 11, 66-67
    rígida 132
    sentada 11,130-132
    tensión muscular y 66,
    y deformación corporal
        67
    y respiración 11, 44,
        66-67, 130

postura de pie 11, 132-
    134
    distribución del peso 133
    mejorar 135-136
    prendas estrechas 136
    presión alta 137
pulmones 23, 25-26, 33,
    117, 121, 130
    capacidad 11, 25, 131
    enfermedades 68-76
    funcionamiento de, y el
        tabaco 74-75
    intercambio de aire 34-
        35
    receptores de distensión
        33
    tamaño de 51
    ubicación 49, 50-52, 62
    vaciar 49, 63
    volumen de aire residual
        25, 63, 69
    y la voz 105, 106

quedarse sin aliento 68
    asma 70
    bronquitis crónica 72
    enfermedad pulmonar y
        69

receptores de distensión 33
recoger objetos 66, 119,
    121-122
recursos 140-141
respiración abdominal 49,
    61-62
respiración celular 20
respiración consciente 6,
    10, 14, 21, 100, 121,
    127, 137, 138
respiración de bebé 60
respiración diafragmática
    49, 59-60
respiración habitual 11
respiración natural 11, 14,
    16, 35, 48, 63, 87,
    137, 138
respiración paradójica
    56-58
respiración profunda 14,
    49, 56
    tensión muscular y 14,
    56
respiración pulmonar
    obstructiva 69-73
    asma 15, 48, 68, 70-71
    bronquiectasia 72
    bronquitis crónica 72
    enfisema 68, 71
    fibrosis quística 73
    fumar y 74-75
respiración rápida 13,
    16, 85
    estado mental y 137
    habitual 137
    percepción sensorial no
        fiable 42, 49, 84, 99

postura y 67
    véase también ideas
        equivocadas
    acerca de la
        respiración
    reflejo lucha-o-huida
        119
respiración ruidosa 68
respiración superficial
    11, 13, 16, 57,
    85
    estado mental y 137
    estrés y 66
    habitual 12, 121
    postura y 67
    ritmo cardiaco alto y 13
ritmo cardiaco alto 13,
    66, 137
ritmo de respiración 21
rodillas rigidez en 86, 133
roncar 73
Rumi 129

san Agustín 10
sentarse 11, 130-132
    niños 11
    sillas con respaldo 132
silla
    ajustable 132
    levantarse de 119
sistema musculoesquelético
    21, 61
sistema nervioso autónomo
    32
sistema respiratorio 22-31
sistema respiratorio
    autónomo 16
sobrecargar 57
sobrecargar músculos
    abdominales 61
Strauss, Richard 103

tacones altos 136-137
Técnica Alexander 7, 15,
    71, 120
    casos prácticos 100-
        101, 114-115, 126-
        127
    control primario 85
    desaprender malos
        hábitos 43, 87, 125
    direcciones 82
    fuerza de la costumbre
        86-87
    inhibición 43, 80-81,
        122-124
    origen de 43
    percepción sensorial
        poco fiable 42, 49,
        84,99
    popularización de
        44
    principios de 79-87
    unidad del cuerpo 83
tensión
    emocional 127

física véase tensión
    muscular
tensión emocional 48, 127
tensión física véase tensión
    muscular
tensión muscular 11, 13,
    14, 26, 28, 43, 56, 84,
    85, 100
    asma y 70
    detectar y relajar 7, 90,
        101, 118, 120, 121,
        126-127
    estrés y 119
    excesiva 90, 119
    habitual 120
    postura y 66
    respiración profunda y
        14, 56
    y enfermedades
        pulmonares restrictivas
        75
Thich Nhat Hanh 6, 9,
    89, 138
tono de voz 107-108
tórax 30, 33, 62
tos 68
    asma 70
    bronquitis crónica 72
toxinas ambientales 48,
    70, 71, 75, 76
trapecio 57
tráquea 23, 34, 52, 106,
    107
tronco encefálico 32
tumbarse véase posición
    semisupina

unidad psicofísica 83
    hablar en público 13,
        39, 40, 41, 54
    véase también
        coordinación de todo el
        cuerpo

vértebras lumbares 30,
    136-137
vías nasales 11, 23, 49,
    52-53, 110, 111, 124
    horizontal 53-54
voz 104-115
    articuladores 105, 112-
        113
    diferencias de género
        109
    fuente de energía 105,
        106
    mecanismo vibrador
        105, 107-109
    resonadores 105, 109,
        110-111
    tono 107-108

yoga 54, 137

Agradecimientos

Quiero expresar mi agradecimiento a aquellas personas sin cuya ayuda no hubiera podido escribir este libro. Gracias ante todo a mi director espiritual, Prem Rawat, que fue el primero en enseñarme el valor de cada respiración, y en segundo lugar a mis primeros profesores de Técnica Alexander, que en la década de 1980 me inspiraron y apoyaron para que me convirtiera en profesor de esta técnica. Entre ellos, Danny Reilly, Jean McGowan, Trish Hemingway, Jeane Haahr, Jorgen Haahr, Danny McGowan, Anne Battye, Don Burton, Chris Stevens, Paul Collins, David Gorman y otros muchos. Doy las gracias a la doctora Glenna Batson por su ilustrativo curso de una semana sobre respiración, y muchas gracias también a Jessica Wolf por sus extraordinarios talleres de «Art of Breathing», y a su estupenda ayudante Pamela Blanc.

Vaya mi agradecimiento a Tessa Monina y a Nick Eddison, que vieron el potencial de este libro sobre la respiración y me animaron desde el primer momento.

Hubo otras personas que también me ayudaron mientras estaba escribiendo este libro y fueron tan amables de leer varios capítulos y aconsejarme sobre cómo mejorarlos. Entre ellas, la doctora Miriam Wohl, la doctora Glenna Batson, Bob Britton, Jane Heirich, Larry Walton y la profesora Ann Rhodes. Gracias asimismo a mi agente, Susan Mears, por revisar el contrato, a mi editora, Katie Golsby, por su duro trabajo, a Brazzle Atkins, Sarah Rooney y todos los colaboradores de Eddison Books que han trabajado en el diseño, la producción y la distribución de este libro.

Por último, quiero expresar mi agradecimiento a las personas que han ofrecido sus historias como casos prácticos, que son Michaela Wohlgemuth, Tina Kiely y Ann Rhodes.

Ilustraciones de Nanette Hoogslag
Con mi agradecimiento a BackCare (backcare.org.uk) por el permiso
para reproducir las radiografías que aparecen en la página 67.